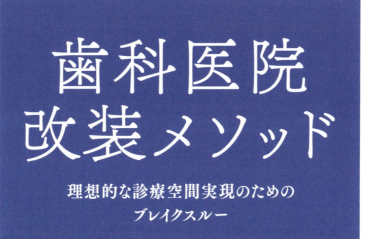

歯科医院改装メソッド

理想的な診療空間実現のための
ブレイクスルー

雨谷祐之
スタイル・エイチ・デザインワークス

◆発刊にあたって

多くの歯科医師にとって開業はひとつの目標といえるでしょう。しかし、開業はゴールではなく通過点でしかありません。むしろ開業後からが歯科医師としての真価が問われるのではないでしょうか。

開業時は誰しも自分が理想とする歯科医師、歯科医院への熱い想い（ビジョン）を抱きその「理想」に向かって走り出すでしょう。しかし、時が流れると私たちを取り巻く環境は変化をしていきます。

近年においては、急速に進む少子高齢化に伴った人材不足が深刻な問題であり、テクノロジーの進化による歯科医療のデジタル化、疾病構造の変化に伴った診療報酬の改定、情報の氾濫による国民意識の向上や風評の拡散など、歯科医療を取り巻く様々な要素が絶え間なく変化をしています。

開業時に抱いた熱い想いを維持し、理想的な歯科医院を実現し継続していくためには、このような環境の変化に対応していかなければなりません。

そこで医院経営のブレイクスルーが求められるのです。

本書は歯科医院経営のブレイクスルーのひとつである「医院改装」をメインテーマにし、「医院拡張」という大きな枠組みとしてとらえ体系的にまとめました。

そもそもなぜ、改装が必要なのか？医院を拡張するにはどのような選択肢があるのか？また、そこで得られる効果はなにか？

これまで関わらせていただいたクライアントの皆様にご協力をいただき、ユニット1台を増設する部分改装から全面改装、増床、移転、分院に至るまでをビフォーアフターの定点撮影写真と図面で分かりやすく構成いたしました。

医院を拡張したいが何から手をつけてよいのか分からない。
そんな方々にとっての入門書として「理想的な診療空間実現のため」にご活用いただけたら嬉しく思います。

2019 年 1 月
スタイル・エイチ・デザインワークス
代表　雨谷祐之

Breakthrough

現状維持は後退を意味する

私たちは進み続けなければならない

変化を恐れず変える勇気を持とう

恒常からの脱却

画一という束縛からの解放

その先に新たな未来が拓かれる

5 　発刊にあたって

第1章　改装の必要性と手法

12 　◆なぜ改装が必要なのか

12 　改装は時代の変化への対応
12 　時代の変化
13 　技術の進化
14 　社会制度の変化
15 　風評
16 　流行
17 　経年劣化
18 　自己成長
19 　時代の変化に対応できるかがターニングポイント
20 　現状維持は後退を意味する
21 　変化を恐れず変える勇気をもとう
21 　医院経営のブレイクスルーとしての改装

22 　◆改装にはどのような手法があるのか

22 　①同一区画内拡張
22 　①-a　　同一区画内拡張（部分改装）
23 　①-b　　同一区画内拡張（全面改装）
23 　①-b-i　同一区画内拡張（全面改装／一括工事）
24 　①-b-ii　同一区画内拡張（全面改装／分割工事）
25 　②隣接区画拡張（増床）
25 　②-a　　隣接区画拡張（同一階／部分改装）
26 　②-b　　隣接区画拡張（同一階／全面改装）
27 　②-c　　隣接区画拡張（上下階／部分改装 or 全面改装）
28 　③非隣接区画拡張（増床）
28 　③-a　　非隣接区画拡張（同一階）
29 　③-b　　非隣接区画拡張（異階）
30 　④移転
30 　④-a　　移転（同一建物内）
31 　④-b　　移転（近隣）
31 　⑤分院
32 　⑥居抜き改装（居抜き物件を自分なりにカスタマイズをする）

33 　◆医院拡張のフローチャート
　　　──あなたにぴったりの拡張方法は？

第2章 改装事例紹介

36　CASE 1　やまざき歯科クリニック
42　CASE 2　久保木歯科医院
48　CASE 3　アップルデンタルセンター
54　CASE 4　あざみの総合歯科医院
60　CASE 5　立川南口歯科
66　CASE 6　エムズ歯科クリニック弘明寺
72　CASE 7　パステル歯科医院
78　CASE 8　おじまデンタルクリニック
84　CASE 9　タチバナ歯科医院
90　CASE10　アミーズ歯科クリニック
96　CASE11　梶が谷歯科医院
102　CASE12　横浜駅西口歯科
108　CASE13　湘南平塚ファースト歯科
114　CASE14　横浜いわき歯科

第3章 効果的な改装のために
——持続可能な歯科医院のススメ

122　◪改装を成功させるために
122　何事も時間とお金がつきまとう
123　要望と時間のミスマッチ
123　内容ありきか、休診日数ありきか
124　長期休診できないが、要望をすべて実現した
　　　い場合
124　１ヵ月の休診はできないが、全面改装したい
　　　場合
125　改装計画のポイントは工程計画

127　◪改装工事の難しさ
127　施工業者の協力が必須
128　開業時の竣工図、工事写真の有無の影響が大きい
129　改装しやすい医院、改装しにくい医院
129　改装しやすい医院の特徴
129　改装しにくい医院の特徴

130　◪改装計画は開業時に始まっている
130　知っておきたい空間構成の仕組み
131　構成要素変更時の時間（工期）とお金（工事費）
　　　の関係性
131　基本要素はシンプルに。演出要素は定期的に
　　　更新

132　◪持続可能な歯科医院
132　持続可能な歯科医院のモデルケース

134　バージョンアップとは？
134　改装は経営戦略のひとつ
134　改装はデザインを変えることだけではない
136　２つの平面図が示すものとは？
137　空間における不易流行を追求する

第4章 押さえておきたい内装の知識

140　◪改装の目的を明確にする
141　◪変える部分と変えない部分を明確にする
142　◪改装するならどこ？　改装の優先順位
142　改装の優先順位
142　受付は医院の顔
143　「清潔」は「きれい」に直結しない

144　◪改装の頻度
144　物理的要因（経年劣化）
146　生理的要因（人間の飽き）

147　◪改装をするにはどれくらいの時間がかかる
　　　のか？
147　部分改装のスケジュール例
147　全面改装のスケジュール例

148　◪改装の依頼先を決定する
148　依頼先としての選択肢、「①設計・施工分離
　　　発注方式」と「②設計・施工一括発注方式」
　　　を理解する
148　押さえておきたい３つの立場

150　◪設計者（デザイナー）選定のポイント
150　絶対的なイメージがある場合
150　最終的には「人」

151　◪施工者選定のポイント
151　こんな施工業者にはご注意

152　◪改装にまつわるお金の話
152　コストがかかる改装とかからない改装とは？
152　コストがかかりやすい工事
153　個室と非個室の比較

154　◪モノづくりにおける比較三原則

155　あとがき

◎ブックデザイン・金子俊樹

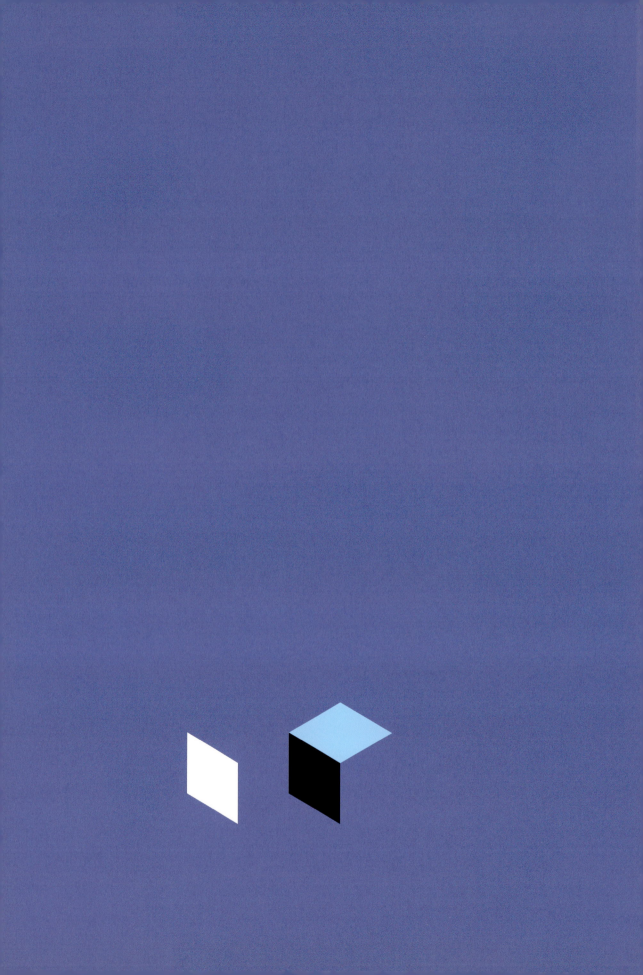

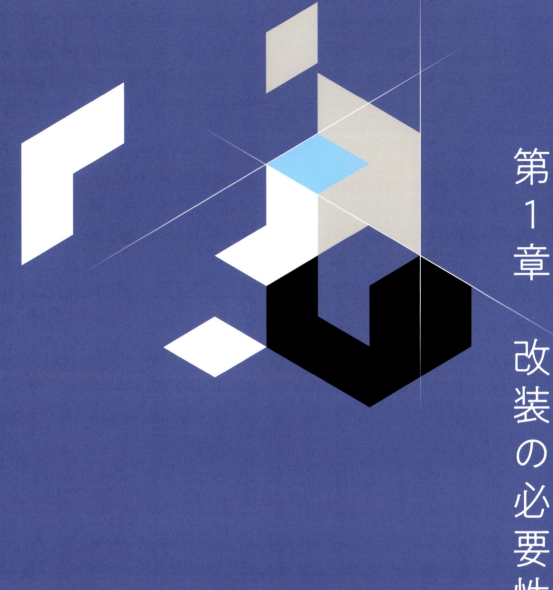

第1章 改装の必要性と手法

◆なぜ改装が必要なのか

●改装は時代の変化への対応

　そもそも、医院を改装することにはどのような意味があるのでしょうか？
　「開業から年月が経ち、壁や床が汚れてきたから新しくしたい」、「患者が増えてユニットが足りなくなったから増設したい」、「本格的に予防歯科を始めるための環境を整備したい」など、改装を決意する理由はさまざまだと思います。これらの意見をうかがうと、必要に迫られて行うことが多いように思います。つまり、医院の改装は、周辺環境の変化に伴って実施される対応行為といえます。端的にいえば、「時代の変化への対応」といえます。

●時代の変化

　地球が自転するように、天気が移り変わるように、時間はつねに進み続け、時代はさまざまな要素とともに変化を続けていきます。その変化は誰にも止めることはできません。それでは、時代が変化するとどのような影響が考えられるのでしょうか？

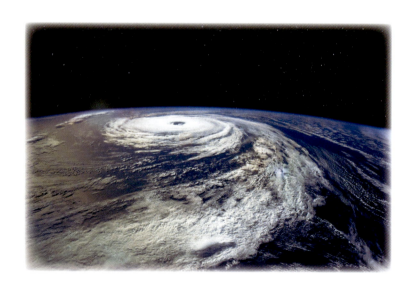

●技術の進化

　新たな技術や素材などの研究開発によりテクノロジーの進化は目まぐるしく、正に日進月歩といえます。近年は誰もが当たり前のようにスマートフォンを持ち歩き、瞬時にして世界中の情報を手にすることができる世の中です。このような状況を、20年前の人たちが想像できたでしょうか？

　私が歯科医院の設計を手がけ始めた2003年ごろから、歯科用のデジタルX線が急速に普及をし始めました。現在の開業においては、100％デジタルX線での開業といえるでしょう。また、インプラント治療の普及に伴い、CTの需要も高まり、低価格化が進み、CTが普及し、より安全な治療の提供が可能となりました。このように、テクノロジーの進化は治療技術を向上させ、歯科医師と患者の両者に、安全、安心を提供しているといえます。

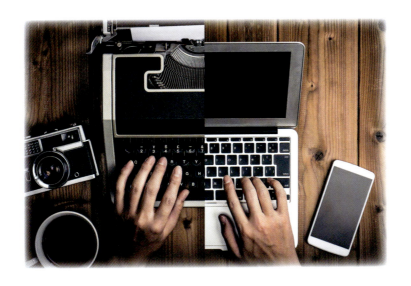

◉社会制度の変化

　ご存じのとおり、わが国の医療保険制度の根幹をなす診療報酬は、2年に1度改定されます。この改定は、歯科医院経営に関する"ハコ、ヒト、モノ"に大きな影響を与えるため、改定に伴い医療提供の環境、態勢の整備が求められます。

　つまり、診療報酬の改定はわが国の医療政策の現れであり、今後の歯科医療が目指す指針ともいえるわけです。この制度のもと、歯科医療を提供し医院を経営していくわけですから、当然、無視することはできません。2017年にはCAD/CAM冠が大臼歯に保険適用されるなど、デジタルデンティストリー分野の注目も高まっています。未来を見据え、国が目指す歯科医療へ向けての対応が求められるのです。

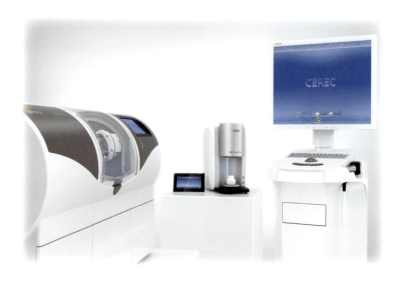

●風評

　時代が変化すると、さまざまな風評が起こり、メディアなどで取り沙汰されることがあります。歯科医療業界においては、2014年の読売新聞に掲載されたハンドピースの滅菌に関する記事が記憶に新しいと思います。メディアの影響力は非常に大きく、記事を目にした患者は敏感となり、院内感染予防対策をしっかりと行っている歯科医院が選択基準の一つとなっています。歯科医院においては標準予防策（スタンダード・プリコーション）が求められ、クラスBのオートクレーブやジェットウォッシャーなどの洗浄・滅菌機器の整備が求められています。

　近年、診療報酬の改定内容にも滅菌関連事項が盛り込まれるなど、さらに無視できない内容といえるでしょう。この院内感染予防対策は、患者だけではなく医院で働くスタッフを守るためのものでもあります。患者にとってもスタッフとして働きたい求職者にとっても、院内感染予防対策は歯科医院選びの大きなファクターといえるでしょう。

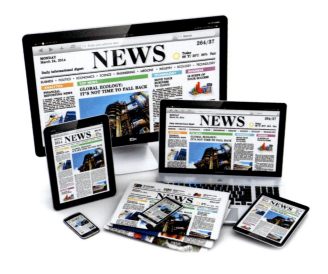

●流行

　ご存じのとおり、デザインは流行の影響を避けられません。その最たる事例は、ファッションといえるでしょう。たとえば、代表的なファッションアイテムのひとつであるデニムを取り上げてみても、色、形、材質、加工の仕方、デザイン、スタイルなど、時代を反映した流行がつねに存在します。なかには時代を超えて人気があり、「定番」となるものもありますが、こういった流行の変化は当然のことであり、絶え間なく変化をし続けます。

　歯科医院の内装も、インテリア「デザイン」の領域ですので、当然、流行の影響を受けます。内装の素材、色、形態、空間の演出方法、設えなど、歯科医師のみなさんには感じにくいかもしれませんが、流行が存在するのです。たとえば、多くの歯科医院で受付カウンターや診療カウンターなどで使用されている木目の化粧板ですが、化粧板メーカーは毎年、世相を反映した「トレンドカラー」と称した新柄を発表しているのです。この事実を、ご存知でしたでしょうか？

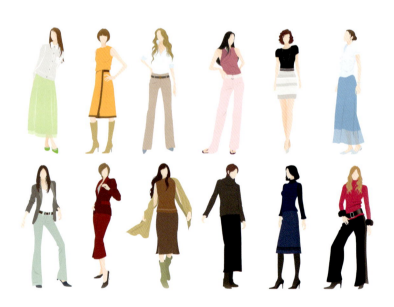

なぜ改装が必要なのか

● 経年劣化

　人間が歳をとるように、物質は時間の経過とともに劣化します。これは、避けることができません。たとえば、マンションを購入した経験のある方はご存じかと思いますが、「修繕積立金」というものがあります。これはマンション（建築物）を長持ちさせるために行う、定期的メインテナンス（修繕）のための費用を、毎月所有者から徴収し、積み立てておく費用のことです。具体的な使用目的としては、外壁や屋根などの劣化の修繕を行います。もし、修繕をせずにそのままの状態で放置していたら、後々の対策費用が割高になる可能性が高く、手遅れとなってしまうこともあり得るでしょう。

　歯科医院の内装においても、5年もすれば床の傷が気になり始め、壁紙の黄ばみ、黒ずみ、剝がれなどの劣化が目立つようになってきます。これらは避けることのできないことであり、素直に受け入れて対応していくしかありません。歯科医院の内装も口腔内の環境も、メインテナンスが大切という点では共通なのです。

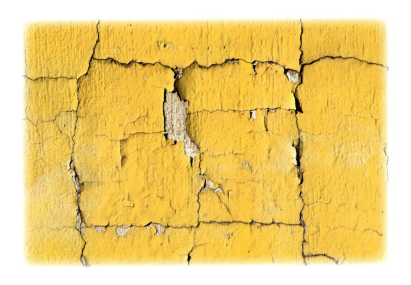

第1章　改装の必要性と手法　17

●自己成長

　時代の変動に伴って変化するものは、周辺要素だけではありません。最も影響力の大きな変化は、自分自身の自己成長であると私は思います。

　開業当初、誰しも何らかのビジョンを抱いて開業をしたと思います。しかし、開業の際は初めて尽くしのわからないことだらけで、身近なプロフェッショナルにアドバイスをもらいながらさまざまな事柄を決断し、開業をしたことでしょう。その時点ではまだ見ぬ未来への不安も多く、想像の領域の割合が多かったと思います。そして、実際に診療を開始すると、当然ですが現実がみえてきます。思惑どおりのこともあれば、思惑から大きく外れることもあるでしょう。また、確実に臨床経験も増えているはずですから、考え方に変化が生じるケースもあるでしょう。しかし、これは失敗というわけではありません。現実を目の当たりにし、過去の判断の間違いに気づくことは、「学習」を意味し、「成長」している証拠といえます。

　このようなときは、考え方を軌道修正をすればよいのです。つまり、マインドセットを変えるということです。これまでたくさんの歯科医師の方々の改装と向き合ってきましたが、開業後10年目くらいで自分の理想とする診療スタイルが見え始め、その理想に向かって大きく軌道修正する方々が多いように思います。とくに、1ヵ月程度の休診が伴う全面改装は、経営者にとって勇気の必要な行動といえますが、この時期に決断する方がほとんどです。開業から現役で診療できる期間を30年と想定すると、残された歯科医師としての20年を自らの理想とする診療環境で、ストレスフリーに行いたいという気持ちは、素直に共感を覚えます。

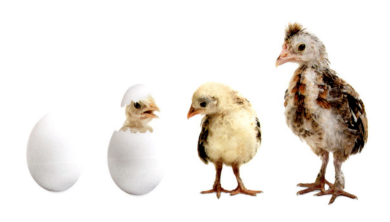

◉時代の変化に対応できるかがターニングポイント

　このように、時代が変化すると、さまざまな周辺環境が多角的に変化していきます。

　すると、どのようなことが起こるでしょうか？

　周辺環境が変化していき、自分自身も成長している。このような状況に置かれた人間は、環境に不満をもち、ストレスを感じ始めるでしょう。そして「こうだったらいいのになあ」、「こうしたいなあ」というような、希望的観測を抱くことと思います。「不満」というものは、一般的にはネガティブな要素として捉えられますが、この際の「不満」は、「成長の証」であるため、ポジティブ要素として捉えることが大切です。不満を愚痴るのではなく、「改善」していくことが大切なのです。

　このように時代の変化に対応していく「改善」行為が、改装の本意であると私は思います。

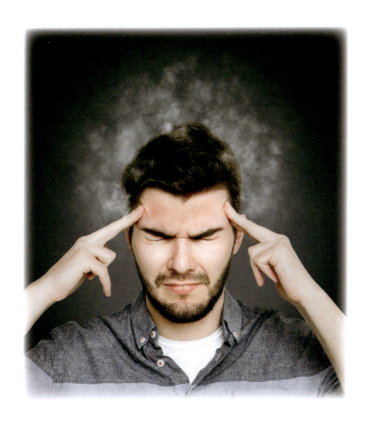

●現状維持は後退を意味する

　現状維持は後退を意味するといわれます。ここでいう現状維持とは絶対的な意味であり、後退とは相対的な意味を示しています。周辺環境が絶え間なく変化していくなかで、何も行動を起こさず現状に留まるということは、相対的には後退していることになるのです。たとえるなら、スポーツジムのランニングマシーンのようなものでしょう。

　絶え間なく変化を続ける周辺環境のなかで走り続けることによって、私たちは現状を維持できているということになります。もし「走る」という行為を止めたなら、環境の変化についていけず、時代に取り残されてしまいます。しまいにはランニングマシーンから脱落してしまうということになります。

　「現状維持」か「改善」か。この判断が未来へ向けての大きなターニングポイントといえると思います。

　　　　　最も強い者が生き残るのではなく、
　　　　　最も賢い者が生き延びるのでもない。
　　　　　唯一生き残るのは、変化できる者である。
　　　　　　　　（チャールズ・ダーウィン）

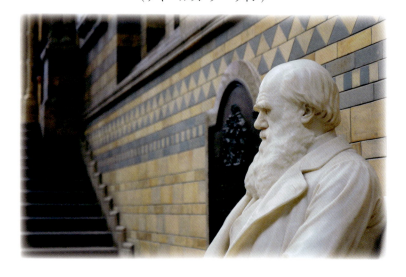

●変化を恐れず変える勇気をもとう

　しかしながら、人間の脳は変化を恐れ、現状維持をしようとするバイアスが働くといわれています。医院経営が軌道に乗り安定してくると、「このまま安定していてほしい」という願望が生まれ、「現状維持」バイアスが働いてしまうのかもしれません。

　そこで、「変えよう」、「改善しよう」という「変化」への勇気をもった決断が、その後の歯科医院のあり方に大きな影響を与えるといえるでしょう。昨今の厳しい状況の歯科業界で生き抜くためには、「変える勇気」が必要であり、「改装」というのはそのためのブレイクスルーの手段のひとつといえるでしょう。未来を見据えた歯科医院を創造するためには、必要な決断であり行動なのです。ここに気づき勇気をもった行動を起こせるかどうかがターニングポイントといえるでしょう。

●医院経営のブレイクスルーとしての改装

　このように、改装というのは歯科医院存続のための未来への投資であり、医院経営のブレイクスルー策のひとつといえます。理想的な診療環境実現のために進化、拡張するうえでの選択肢は、「改装」だけではありません。「改装」というのは医院拡張における選択肢のひとつということです

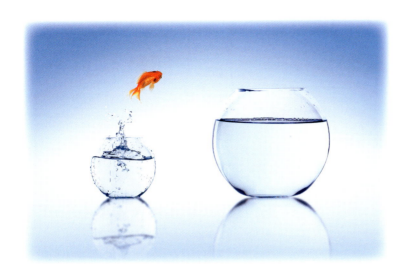

◆改装にはどのような手法があるのか

　ここまで医院改装の必要性について述べてきました。それでは医院を拡張する際には、どのような選択肢があるのでしょうか？　その選択肢について改めてまとめてみます。医院拡張の選択肢は大きく分けて5つに分類されます。

【医院拡張の選択肢】
①同一区画内拡張　②隣接区画拡張　③非隣接区画拡張　④移転　⑤分院

①同一区画内拡張

　これは、現在診療している建物あるいはテナントの区画内でユニットを増設するなどの拡張を行うパターンです。文字どおり同一区画内での改装であるため、医院の面積は変わりません。このパターンはさらに、「部分改装」と「全面改装」の2つのパターンに細分化されます。

①-a　同一区画内拡張（部分改装）

　このパターンはこれまでと同じ広さのなかでユニットを増設するわけですから、何等かの部分が犠牲となるのが通常です。一般的にはスタッフルームや院長室などのスタッフゾーンが犠牲となることが通例です。そのため、スタッフルームを医院とは別にし、近隣のアパートやマンションを借りるケースが多いです。このことについてはスタッフから反対意見が出る可能性が高いため、事前にしっかりと時間をかけて話し合うことをおすすめします。

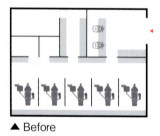

▲ Before　　　　　　　▲ After

【ポイント】
- 面積の増減は伴わない
- 改装期間中は休診を伴う場合が多い
- スタッフルームなどのスタッフゾーンが犠牲になる可能性が高い
- スタッフルームなどは近隣のマンションなどを借りて対処する
- コスト的には比較的抑えることができる

◉このパターンの事例
　・やまざき歯科クリニック（p.36）　・久保木歯科医院（p.42）

①-b　同一区画内拡張（全面改装）

　これは現在診療をしている医院の内装をすべて解体撤去し、スケルトン状態にしゼロベースから歯科医院を再構築していくパターンです。解体をしたうえで再度作り上げるわけですから、「解体期間＋新規開業期間」と同等の期間がかかります。つまり、1ヵ月以上の期間がかかり、その間休診をしなければなりません。しかしながら、1ヵ月以上も休診するのは、勇気と覚悟が必要でしょう。

　そこで、工事を1回で実施するのではなく、2回や3回に分割して実施することも考えられ、「一括工事」と「分割工事」の2パターンに細分化されます。

①-b-ⅰ　同一区画内拡張（全面改装／一括工事）

　この場合は先述のとおり一度現在の内装をすべて解体撤去し、そこから新たな歯科医院を構築していくわけですから、「解体工事＋新装工事」のダブルの費用と時間がかかります。通常の新規開業の場合は新装工事だけですから、このパターンは新規開業よりも時間と費用がかかることになります。しかしながら、いったんゼロベースとするわけですから、まったく新しい歯科医院を構築する場合は、工事としては効率がよく非常に有効な手段といえるでしょう。

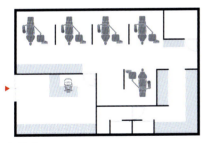
▲ Before

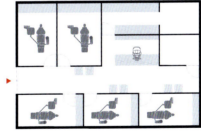
▲ After

【ポイント】
- 面積の増減は伴わない
- 新規開業時に匹敵する完全休診期間が必要
- まったく新しい歯科医院を構築する場合には有効
- 工事の効率がよい

●このパターンの事例
　・アップルデンタルセンター（p.48）
　・あざみの総合歯科医院（p.54）

①-b-ⅱ　同一区画内拡張（全面改装／分割工事）

　これは、1ヵ月の休診が不可能であると判断した場合に、工事を数回に分割して行うパターンです。たとえば、1回目の工事を夏休みに絡めて実施し、2回目の工事を翌年のゴールデンウィークに絡めて行うようなイメージです。まずは最終的な完成形の平面プランを検討し、そのプランを2回に分けて実施するにはどのように行えばよいのか、工程計画を検討します。1回目の工事完了後は、新しい内装と古い内装が共存した状態で診療をするわけですから、そこが難しいポイントとなります。

　まず工事手順としては、医院の半分を工事します。新しい内装と古い内装が共存した状態で、2回目の工事までしばらく診療を行います。2回目の工事のタイミングが来たら、残りの部分の工事を実施し、完成となります。

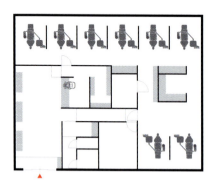
▲ Before

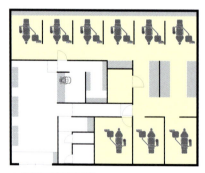
▲Ⅰ期工事完了時

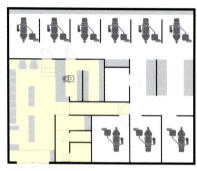
▲Ⅱ期工事完了時

【ポイント】
・面積の増減は伴わない
・連続完全休診期間を分散することができる
・1期と2期の間のプランはイレギュラーなプランになる可能性がある
・綿密な工程計画が必要となる
・分割工事となるため工事施工に際しては制約が多く、一括工事と比較するとコスト高になる

◉このパターンの事例
　・立川南口歯科（p.60）

②隣接区画拡張（増床）

このパターンは、現在の歯科医院に隣接する区画へ増床するパターンです。隣接とは文字どおり、隣に接するということであり、「同一階」の場合と、「上下階」の2パターンが考えられます。また、改装工事を実施する方法としては、増床部のみ工事を行い既存医院部分はほとんど現状のままとする「部分改装」と、増床工事を機会に既存医院の全面的な改装を行う「全面改装」の2パターンに細分化されます。

②-a　隣接区画拡張（同一階／部分改装）

この場合は、現在診療している医院の隣の区画に増床するパターンです。既存部で診療しながら増床部の工事を行うことによって、効率的な工事が可能となり、既存部との接続工事の際のみ休診すればよいので、比較的休診日数を抑えることが可能です。また、この増床計画を開業時からイメージしておくことで、より一層効率のよい増床工事が可能となります。

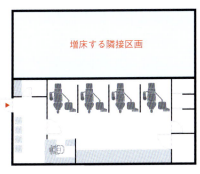
▲ Before

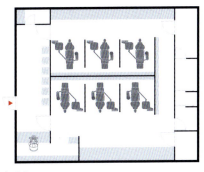
▲ After

【ポイント】

- 面積が増える（増床）
- 増床部を先行して工事すると、休診期間を最小限にできる
- 増床部の工事中は、既存部での診療が可能
- 開業時に計画をしておくと既存部への影響が少なく、効率的な工事が可能

●このパターンの事例
- エムズ歯科クリニック弘明寺（p.66）

②-b 隣接区画拡張（同一階／全面改装）

このパターンは、増床工事を機会に既存部を含めて全面的に改装を行うものです。全面改装のため、既存部も一度スケルトン状態にし、ゼロベースから新たな医院を再構築します。休診日数を最小限とするために、既存部で診療を行いながら、増床部を先行して工事を行います。増床部の工事が完了したら、増床部にユニットを移設し、仮設診療が可能な状況を構築します。その後、増床部にて仮設診療をしながら、既存部の内装を解体し、新装工事を実施することで休診日数を最小限にすることが可能となります。

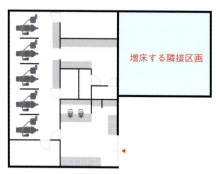
▲ Before

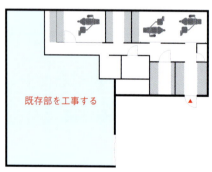
▲途中図面

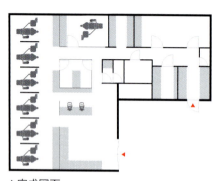
▲完成図面

【ポイント】

- 面積が増える（増床）
- 増床部を先行して工事すると休診期間を最小限にできる
- 増床部の工事中は既存部での診療が可能
- 増床部での仮設診療が可能なプランの場合はより完全休診日を最小限にできる
- 開業時に計画をしておくと、既存部への影響が少なく効率的な工事が可能

●このパターンの事例
- パステル歯科医院（p.72）

②-c　隣接区画拡張（上下階／部分改装 or 全面改装）

　これは、隣接する上下階の区画に医院を増床するパターンです。この場合、これまでは上下階の2フロアで同一医療機関とするためには、施設内部に専用階段が必要とされてきました。専用階段ですので、テナントの共用階段とは別に設けるということになります。しかしながら、テナントビルにて新たに階段を設けることは、構造的な制約やビルオーナーの了承を得にくい内容であり、コストの面でもかなりの負担を強いられるため、非常にハードルの高い医院拡張の選択肢といえます。

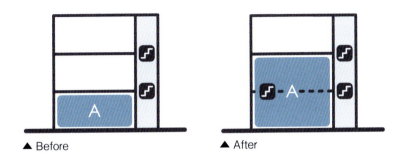

▲ Before　　　▲ After

【ポイント】

- 面積が増える（増床）
- 増床部を先行して工事をすると、休診期間を最小限にできる
- 増床部の工事中は、既存部での診療が可能
- 開業時に計画しておくと、既存部への影響が少なく効率的な工事が可能
- 施設内部の専用階段が必要
- 構造的な制約、コストの負担が大きい

③非隣接区画拡張（増床）

　これは、現在の医院と隣接しない区画への拡張を行うパターンです。これまでは、隣接しない区画への拡張は同一医院としてはみなされず、別々の医療機関、つまり分院とみなされてきました。ところが、2016年4月に厚労省からの通知「医療機関における施設の一体性について」により、所轄保健所との協議のもと、一定条件を満たせば、分院ではなく同一医院としてみなされることが可能となりました。隣接区画への拡張の場合と同様に、「同一階」の場合と「異階」の2パターンに細分化されます。1フロアの面積が狭い都心のテナントビルや大型商業施設内での拡張の場合に、有効的な手段であるといえます。

③-a　非隣接区画拡張（同一階）

　これは、同じフロアの隣接しない区画へ医院を拡張するパターンです。隣接しないため、既存医院へ影響がほとんどなく、休診も伴わないため非常に有効的な手段です。大型商業施設などで有効的な手段だと思いますが、現時点では全国的に事例が少なく、実施においては所轄保健所の見解による部分が多いため、まずは所轄保健所との協議がすべての始まりとなります。

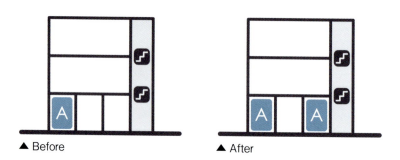

▲ Before　　　　　▲ After

【ポイント】

- 面積が増える（増床）
- 増床部を先行して工事をすることが可能
- 休診が伴わず、増床への影響がほとんどない
- 開業時に想定がなくても対応しやすい（流動的な拡張が可能）
- 可否については所轄保健所の見解による
- 現時点での実例が少ないため、了承を得にくい
- 2つの区画の移動が課題

③-b 非隣接区画拡張（異階）

　これは、隣接しない階の区画へ医院を拡張するパターンです。同一階の場合と同様、隣接しないため既存医院への影響がほとんどなく、休診も伴わないため非常に有効的な手段です。何よりも、施設内部の専用階段を必要としないことが最大のポイントだといえます。1フロアの面積が狭い都心のテナントビルの場合などで非常に有効的な手段だと思いますが、現時点で全国的に事例が少なく、実施においては所轄保健所の見解による部分が多いため、まずは所轄保健所との協議がすべての始まりとなります。

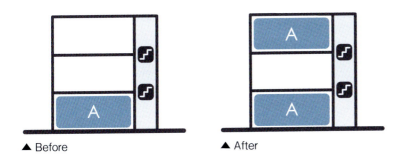

▲ Before　　　▲ After

【ポイント】

- 面積が増える（増床）
- 増床部を先行して工事をすることが可能
- 休診が伴わず、増床への影響がほとんどない
- 開業時に想定がなくても対応しやすい（流動的な拡張が可能）
- 可否については、所轄保健所の見解による
- 現時点での実例が少ないため、了承を得にくい
- 2つの区画の移動が課題
- 施設内部の専用階段が不要

●このパターンの事例
- おじまデンタルクリニック（p.78）

④移転

　これまで紹介してきた医院拡張の選択肢のすべてが何らかの理由により実現できない場合は、「移転」という選択肢になります。通常の場合、患者の離脱を防ぐため、現在のクリニックの近隣へ移転するのが一般的ですが、同一建物内での移転という選択肢も考えられるため、2パターンに分類されます。

④-a　移転（同一建物内）

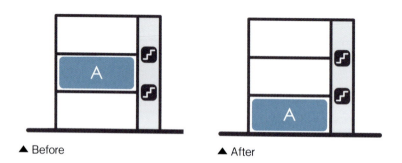

▲ Before　　　　　　　　▲ After

【ポイント】
- 既存医院への影響がない
- 移転先を探す必要ある
- 合理的な引越し計画がポイントとなる
- 厚生局の遡及措置を適用可能

●このパターンの事例
- タチバナ歯科医院（p.84）

④-b　移転（近隣）

【ポイント】
- 既存医院への影響がない
- 移転先を探す必要がある
- 合理的な引越し計画がポイントとなる
- 移転距離が2km以内であれば厚生局の遡及措置が適用可能
  （詳しくは所轄保健所に確認）

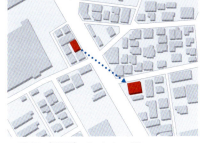

▲移転（近隣）のイメージ

●このパターンの事例
- アミーズ歯科クリニック（p.90）
- 梶が谷歯科医院（p.96）
- 横浜駅西口歯科（p.102）

⑤分院

　そして、最後の選択肢が分院です。これはいまの医院とは別に新しい医院を開業させるということです。現在の医院への影響はほとんどありませんが、新しい開業物件や管理者を探す必要があります。

【ポイント】
- 既存医院への影響がほとんどない
- 物件を探す必要ある
- 新たな管理者が必要
- 新規指導の対象となる

●このパターンの事例
- 湘南平塚ファースト歯科（p.108）

※その他
⑥居抜き改装（居抜き物件を自分なりにカスタマイズをする）

　これまでの医院拡張の考え方は既に開業している先生方をターゲットとした主な選択肢です。その他の選択肢として近年、第三者継承が増えています。これはいわゆる「居抜き開業」のことで、これまで歯科医院として診療していた医院を譲り受け開業するパターンです。内装をもちろんのこと診療機器や患者に至るまでのケースもあり譲渡条件は様々です。基本的な内装が既にあるため初期費用を抑えることはできますが、その分、自由度は低くなります。既存のレイアウトを基本とし自分なりにカスタマイズし開業する方が多いと思います。

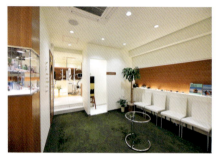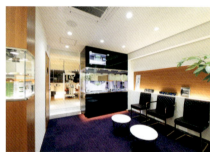

▲待合室の一部をカスタマイズし、CAD/CAMスペースを設けた事例

【ポイント】
- 居抜き物件を探す必要がある
- 既存プランが基本となるため自由度が低い
- 内装の初期費用を抑えられる

●このパターンの事例詳細
- 横浜いわき歯科（p.114）

◆医院拡張のフローチャート──あなたにぴったりの拡張方法は？

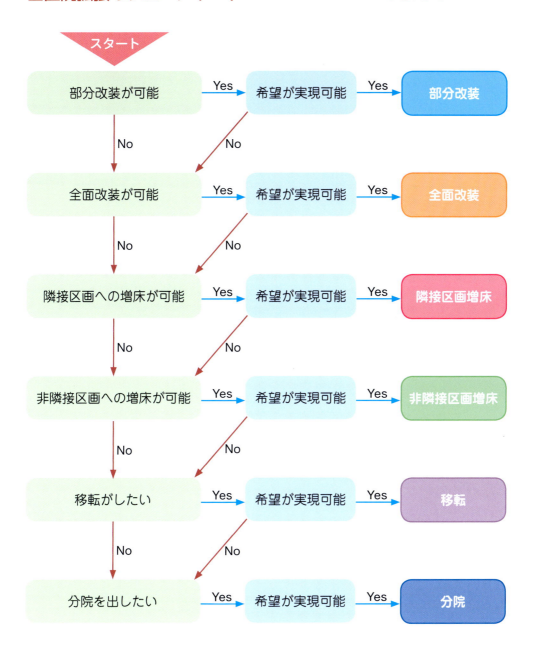

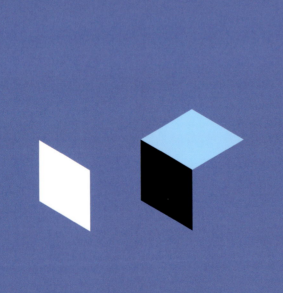

第 2 章 改装事例紹介

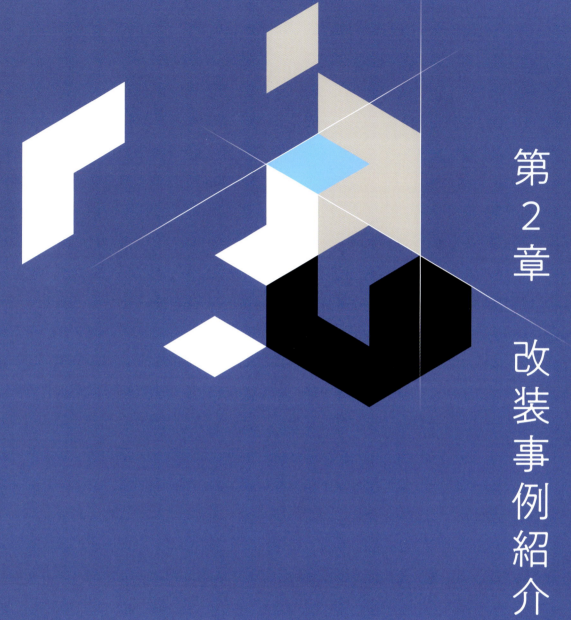

CASE	名称	拡張手法	掲載頁
1	やまざき歯科クリニック	同一区画内拡張／部分改装	p.36
2	久保木歯科医院	同一区画内拡張／部分改装	p.42
3	アップルデンタルセンター	同一区画内拡張／全面改装	p.48
4	あざみの総合歯科医院	同一区画内拡張／全面改装	p.54
5	立川南口歯科	同一区画内拡張／全面改装／分割工事（2段階）	p.60
6	エムズ歯科クリニック弘明寺	隣接区画拡張／部分改装／無休診工事	p.66
7	パステル歯科医院	隣接区画増床／全面改装／分割工事	p.72
8	おじまデンタルクリニック	非隣接区画拡張／異階／通知適用	p.78
9	タチバナ歯科医院	移転／同一建物内	p.84
10	アミーズ歯科クリニック	移転／近隣	p.90
11	梶が谷歯科医院	移転／近隣	p.96
12	横浜駅西口歯科	移転／近隣	p.102
13	湘南平塚ファースト歯科	分院展開	p.108
14	横浜いわき歯科	第三者承継／居抜き開業	p.114

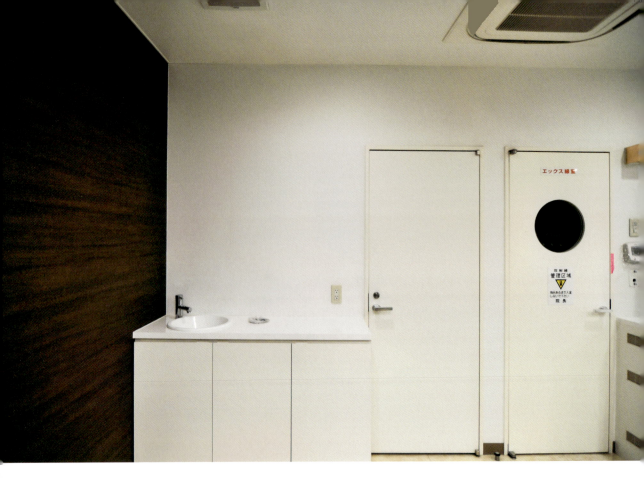

BEFORE

CASE 1 やまざき歯科クリニック（同一区画内拡張／部分改装）

開業9年目にユニット増設を希望

　開業地は郊外の住宅街だったので、雨谷さんに白と木目調をベースにして、あまり病院ぽくない落ち着ける雰囲気の内装をテーマに設計してもらい、2005年に開業しました。開業後5、6年経過したころから、患者の増加に伴いユニットが不足するようになってきたため、あと1、2台ユニットがほしいとずっと考えていました。9年目に、インプラント治療の需要も増えてCTを導入する必要もあり、ちょうどよいタイミングと考え、院長室とスタッフルームのスペースに診療室を作ることを決断しました。

　ユニットを1台増やすか2台増やすか迷いましたが、ご近所で「きちんとよい治療をやってくれる歯科医院」という評価をいただいていたので、じっくり丁寧によい治療を行うことを前面に押し出すために、オペ室兼特別室として、いままでよりも少し高級感のある余裕のある作りにして、ユニット1台の部屋にしました。

（山崎貴裕院長）

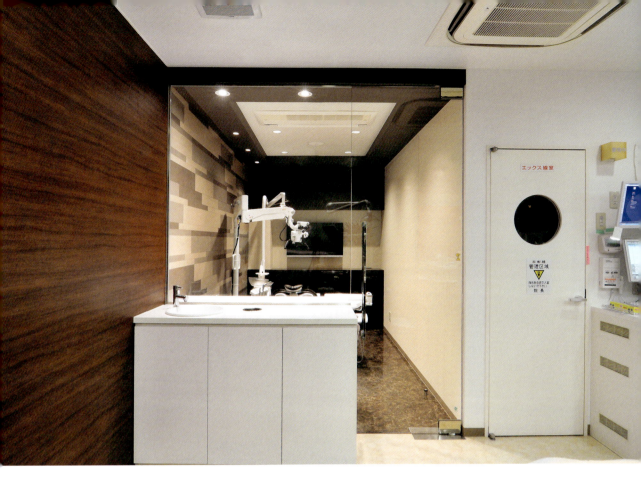

>>> AFTER

開業9年目

ユニット増設を1台にするか、2台にするか

　このプロジェクトは、開業9年目の小さな医療ビル内の歯科医院にて、ユニット1台を増設した部分改装の事例です。新規開業時も私がデザインをさせていただきましたが、その際はユニット増設の想定がなかったため、何等かの部屋をなくさなければ増設ができない状況でした。改装の相談をいただいた当初はユニット2台の増設を希望されており、提案もさせていただきましたが、増床の想定がない平面プランに2台のユニットを増設することは、クライアントが想像する以上に大きな改装となることが予想されました。それは同時に、お金（工事費）と時間（工事期間）へと直結します。改装の場合、工事期間は医院の休診期間を意味するため、誰しも最小限にしたいと考えると思います。そのような経緯から、最終的にはユニット1台を増設するプランとなりました。また、工事を実施するタイミングとして社員旅行の3日間を利用しての実施を希望されていましたが、最終的には社員旅行（3日間）と休診（4日間）の合計7日間の工事期間となりました。　　　　　　　　　　　　　　　　　　　　　　（雨谷祐之）

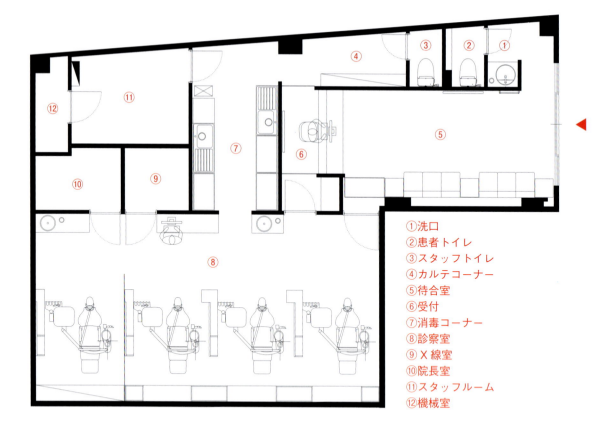

①洗口
②患者トイレ
③スタッフトイレ
④カルテコーナー
⑤待合室
⑥受付
⑦消毒コーナー
⑧診察室
⑨X線室
⑩院長室
⑪スタッフルーム
⑫機械室

BEFORE

■医院情報
名称：やまざき歯科クリニック
名称（英語表記）：Yamazaki Dental Clinic
代表者：山崎貴裕
住所：神奈川県泉区和泉中央南1-10-37　立場AMANOビル2F
診療時間：9：30～19：00
休診日：日曜、祝日
URL：http://www.yamazakishika.jp/
建物種別：テナント　医療モール
スタッフ数：歯科医師4名、歯科衛生士6名、歯科助手6名、受付2名、事務員1名
平均患者数（人/日）：約60名
診療科目：一般歯科、歯科口腔外科、小児歯科、矯正歯科

■改装情報
面積：
改装前；94.75㎡（28.6坪）
改装後；94.75㎡（28.6坪）
ユニット台数（MAX配管）：
改装前；4台
改装後；5台
開業年月：2005年7月
改装実施年月：2013年11月（開業9年目）
工事期間：2013年11月21～2013年11月27日（7日間）
休診した日数：4日間

やまざき歯科クリニック

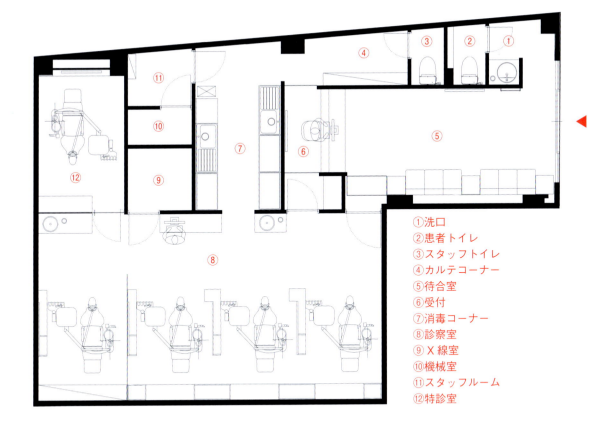

① 洗口
② 患者トイレ
③ スタッフトイレ
④ カルテコーナー
⑤ 待合室
⑥ 受付
⑦ 消毒コーナー
⑧ 診察室
⑨ Ｘ線室
⑩ 機械室
⑪ スタッフルーム
⑫ 特診室

>>> AFTER

開業9年目

■診療機器
ユニット：タカラベルモント4台　ジーシー1台
Ｘ線機器：デンタル、パノラマ、CT（デンツプライシロナ）
その他：クラスＢ滅菌器（シロナ）、DACユニバーサル（シロナ）、口腔外バキューム（東京技研）、マイクロスコープ（ペントロン）、

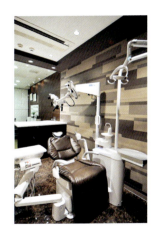

第2章　改装事例紹介

CASE 1　やまざき歯科クリニック

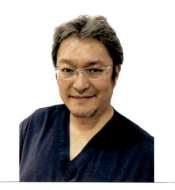

やまざき歯科クリニック
院長　山崎貴裕

「きちんとよい治療をやってくれる歯科医院」に相応しい個室になるよう配慮しました。

高級感と開放感のある個室に

　遠くからわざわざ評判を聞いて治療に来てくれる患者さんや、VIP待遇を望まれる患者さんにも満足してもらえるような、少し高級感のある作りにするため、歯科医院の他のスペースとはテイストを変えて、濃い色調の床や天井にしたり、側面を石を積み上げたような壁にしました。しかし、濃い色を使うと個室の場合閉塞感や圧迫感が出てしまいます。インプラント治療を行う個室としても利用することを考えていたので、オペを受ける患者さんに圧迫感を与えるのはよくないと考え、診療室との仕切りをガラスの壁と、扉にしてもらうことで、少し開放感があるようにした。また、患者さんに視覚的にアニメーションや写真、X線、CTを使って治療説明を行うことを歯科医院全体として取り組んでいるため、院内のユニットには液晶モニターをつけています。個室の正面にも大きめのモニターをつけて、患者説明に活用しています。

患者さんからも好評。意外な副次効果も

　個室は最も奥にあるため、そこにいると歯科医院全体の状態を把握しづらいのと、動線から離れているのが難点です。しかし、患者さんからすると、他のユニットと少し隔離され、静かで落ち着きやすい環境になっているので、結果的にはよかったように思います。また、個室の間仕切りをガラス張りにしたことで、インプラントのオペ時などはきちんと滅菌体制などを整えて行っていることが他の患者さんからも見えるため、それがアナウンス効果を生みました。本格的にインプラント治療をやっているということが、患者さんたちに伝わるようになって、インプラント治療の希望者が大幅に増えました。

　もう一つよかった点は、院長室がなくなったことによる副次効果です。院長室がなくなって、院内の空いているスペースでパソコンを広げて仕事をするようになり、診療と診療の合間にもずっと仕事をしていることがスタッフに伝わるせいか、スタッフが前より色々と助けてくれることが増えたように思います。

ガラスの間仕切とイタリアンタイルによる
適度に見える特別な診療室

　具体的なプランとしては、現在の院長室、機械室、スタッフルーム周辺を改装し、個室の特診室を作り、ユニット1台を増設するというプランとなりました。院長室をなくし、機械室は少しだけ位置を移動しスタッフルームは外部のアパートを借りることにしました。このように部分改装の場合は、スタッフルームが犠牲となることが多いです。しかし、完全にスタッフルームをなくすことはできず、手荷物程度を保管できるスペースは必要とされました。当初はX線室も移動を検討しましたが、コストと工期の観点から今回は見送ることになりました。

　既存の4台のユニットは、パーテーションで仕切られた空間であり、今回の改装で唯一の個室が完成したことになります。平面的な位置としても、医院の最も奥に位置するため「特別な部屋」としてのポジショニングとしてはベストだったと思います。デザイン的にもこれまでの診療室との差別化を図るため、ゆったりとした落ち着きのある空間を目指しました。とくにユニットの左側の壁面は他の診療室からも見える部分であるため、とくに配慮し、壁面に長方形のランダムな動きのあるイタリア製のタイルを採用して上質ながらもスタイリッシュな印象のデザインにまとめました。

　スペース的には決して広いとはいえないため、圧迫感、閉塞感を感じさせないように、診察室との仕切りにはガラスを採用しました。ガラスにすることで、診察室からの視線を適度に通すことが可能となり、「特別な部屋」の存在をアピールすることにも効果的であったと思います。

スタイル・エイチ・デザインワークス
雨谷祐之

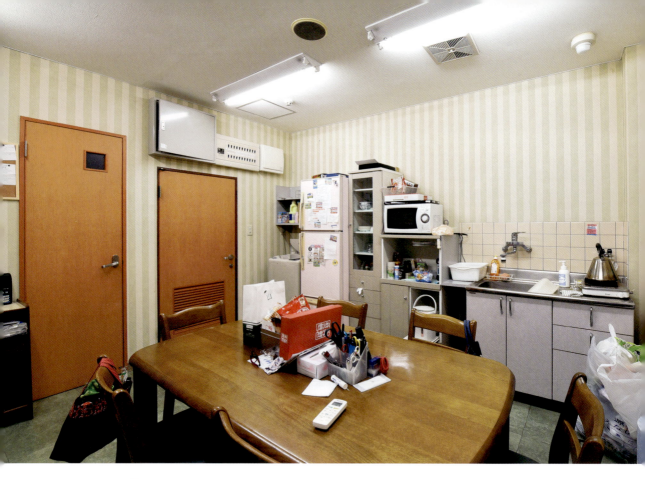

BEFORE

CASE 2 久保木歯科医院（同一区画内拡張／部分改装）

譲ってもらったユニットをどこに置こう？

　私が受診している医院の先生が、7年間使用したユニットを手放して、新しいユニットを購入することになりました。たまたま当院が使用しているユニットと同型のものでしたので、「もったいない！　こんなにきれいなのに」と呟いたところ、ご厚意で譲り受けることになりました。私は代々続く歯科医院の4代目にあたり、2012年に診療室を引き継いだ際に4台あったユニットを3台に減らし、個室を作っていました。ユニットをいただいたものの、さて、"どこに置こう？"という状況になりました。

　ちょうどそのころ、歯科衛生士を3人に増員し、長男が「歯科医師を目指すことを決めた！」と、先代が他界するタイミングで宣言してくれていたので、改装することを決意しました。改装し、次世代に引き継ぐその日まで、4代目としてただ医院を守るだけでなく、変化の激しいこの時代に取り残されることなく、攻めるつもりで守ろうと決意しました。また、患者用トイレの調子が悪かったので、そこも改装することにしました。

（田中京子院長）

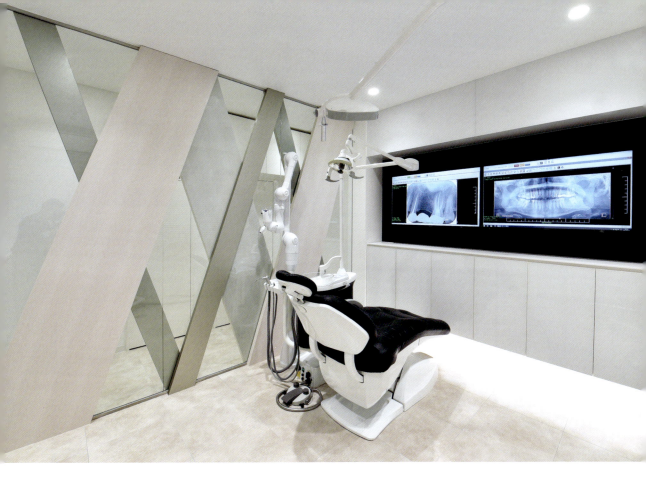

>>> AFTER
医院継承後5年目

次世代への継承を意識した改装

　このプロジェクトは、5年前に医院継承をされた歯科医院での部分改装の事例です。医院は商店街に面する自己所有ビルの2階にあり、1階は生鮮食品を含めた日用品が揃うスーパーです。改装の依頼を受けて初めておうかがいした際、清掃が行き届いた院内を目の当たりにし「この医院のどこを改装するのだろう？」と思いました。

　ことの発端は、クライアントがお世話になっている歯科医師の先生からユニットを譲り受けたことから始まりました。また、そのようなタイミングでクライアントのご子息が歯学部を目指すことを決意したこともあり、次世代を意識した医院経営のために、改装の依頼を受けました。自身が先代から医院を受け継いだように、自分も息子へ確実に継承していくために、若い世代に夢を与えるような歯科医院を実現したいとのご要望に応え、『次世代に繋がる未来を創造する』というテーマを掲げてプロジェクトを進めていきました。　　　　　（雨谷祐之）

第2章　改装事例紹介　43

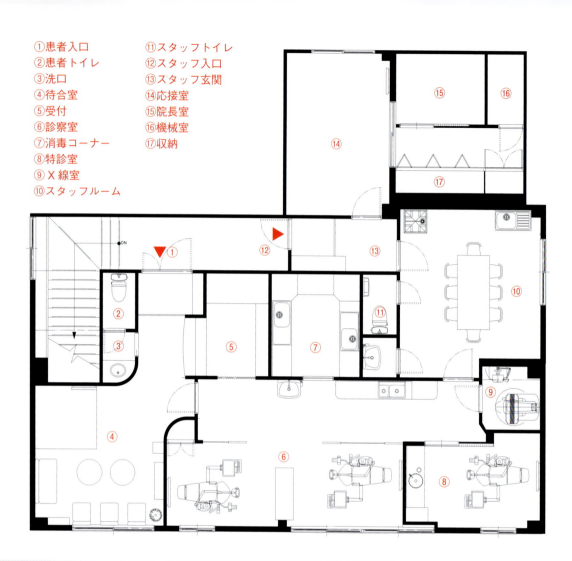

①患者入口　⑪スタッフトイレ
②患者トイレ　⑫スタッフ入口
③洗口　⑬スタッフ玄関
④待合室　⑭応接室
⑤受付　⑮院長室
⑥診察室　⑯機械室
⑦消毒コーナー　⑰収納
⑧特診室
⑨X線室
⑩スタッフルーム

BEFORE

■医院情報
名称：久保木歯科医院
名称（英語表記）：KUBOKI DENTAL CLINIC
代表者：田中京子
住所：神奈川県川崎市川崎区小田4-36-12
診療時間：10:00〜13:00　15:00〜19:00（月火水金）
10:00〜13:00　15:00〜17:00（土）
休診日：木・日・祝
URL：http://www.kubokidental.com/
建物種別：テナントビル（自己所有）
スタッフ数：歯科医師常勤1名、非常勤2名、歯科衛生士3名、歯科助手1名（受付兼）
平均患者数（人/日）：約30名
診療科目：一般歯科、歯科口腔外科、小児歯科、矯正歯科

■改装情報
面積：
改装前；131.01㎡（39.7坪）
改装後；131.01㎡（39.7坪）
ユニット台数（MAX配管）
改装前；3台
改装後；4台
開業年月：初代は戦前から（正しくは不明）、現院長は2012年4月1日
改装実施年月：2017年8月（医院承継後5年目）
工事期間：2017年8月21日〜8月28日（8日間）
休診した日数：8日間（夏休み）

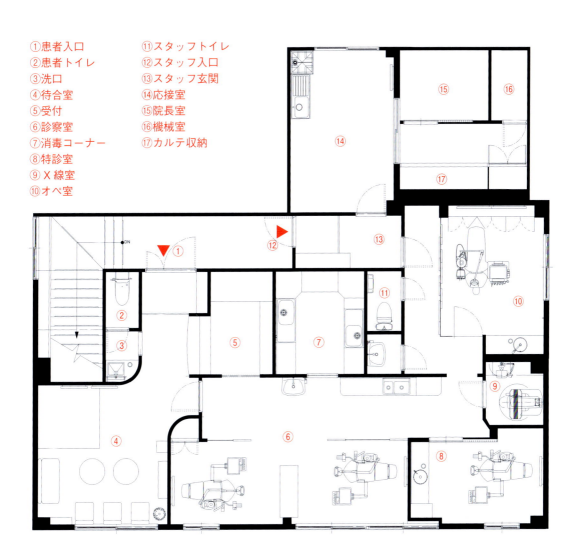

①患者入口
②患者トイレ
③洗口
④待合室
⑤受付
⑥診察室
⑦消毒コーナー
⑧特診室
⑨Ｘ線室
⑩オペ室
⑪スタッフトイレ
⑫スタッフ入口
⑬スタッフ玄関
⑭応接室
⑮院長室
⑯機械室
⑰カルテ収納

>>> AFTER

医院継承後5年目

■診療機器
ユニット：ヨシダ4台
Ｘ線機器：ＲＦ（デンタル、パノラマ、ＣＴ）
その他：口腔外バキューム（東京技研）、オペライト、ガス滅菌器、オートクレーブ、エルビウムヤグレーザー（モリタ）

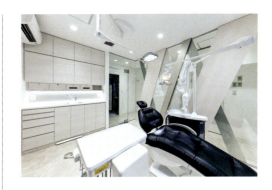

第2章　改装事例紹介　45

CASE 2 久保木歯科医院

久保木歯科医院
院長　田中京子

5代目への医院継承を見据えて、改装プランを考えました。

診療室と通路の仕切りへのこだわり

　改装した元々スタッフルームだったスペースは約17㎡あり、ただユニットを1台置くだけにしては広すぎました。そこで、他院とは一線を画すようなものにしたいと考え、オペ室としても利用できる部屋に作り替えました。いただいたユニットの無影灯がLEDではなかったので、ライトだけの交換をメーカーに相談しましたが、費用が高額だったため、LEDのオペライトを入れました。

　元々のスタッフルームにトイレと用具入れが隣接していて、奥に新しいスタッフルームを移動しましたので、通路を作る必要がありました。診療室と通路の仕切りをガラスにしてほしいと雨谷さんに頼んだところ、3つほどデザイン案を提示してくれました。ただのガラスでなく、デザインすることで予算は上がりますが、ここにデザイン性があるかないかで、まったく価値が違うと感じましたので、使用する素材も含めて、納得いくものを使おうと考えました。実際のでき栄えのすばらしさから、素材選びのときに妥協をせず本当によかったと思っています。

歯科医院を気軽に来られる場所にしたい

　改装は正直お金がかかります。しかし、患者さん受けが圧倒的に違います。初めて新しい診療室に入られた患者さんのなかには、目をキラキラさせて、「凄いですね！　ずっと通っている歯医者さんがドンドンよくなっているのは、自分のことのようにうれしい！」と言って涙ぐんでくださる方もいらっしゃいました。スタッフもとても喜んでくれてやる気が出たようですし、きれいになった医院をきれいなままキープしようとしてくれています。

　いくら清潔にしていても、古臭いと清潔には見えにくかったり、ひいては医療機器まできちんと滅菌してるか疑わしいと思われてしまうかもしれません。それはとても損だと思います。私は、ほとんどの人から嫌われ、怖がられる存在の歯科医院のハードルを下げ、もっと気軽に、継続的に来られる場所にしたいという思いがあり、ハンドソープや院内の香りにまで気を配っています。雨谷さんはクライアントのそのような考え方、美意識、価値観を盛り込んでくださるのがとても上手です。とても女性的な感性の持ち主だと思います。打ち合わせから、完成、その後の手直しまで、大満足です。

「次世代に繋がる未来を創造する」
から生まれた未知なる「X」をデザインする

　改装を行う際、現状の設計図（図面）の有無により、たいへんさが違ってきます。今回のような歴史がある歯科医院は、図面が残っているケースが少ないです。仮に図面が存在していたとしても、幾度かの改装を重ねており、現状との相違点が多く、ほとんど参考になりません。そのため、配線、配管がどのようなルートでどのように通っているのか把握することができません。このようなケースは、可能なかぎりの事前調査を行い、その情報と現存する図面、現場の状況などから予測を立てて設計をするしかありません。この部分にしっかりと時間をかけて、計画的にプロジェクトを遂行することが、限られた時間のなかで工事を行う改装では非常に重要です。また、オペ室は診察室とスタッフルーム、院長室との中間に位置するため、それぞれを結ぶ動線となるスペースが必要になります。その動線を除いたスペースが、今回のオペ室のスペースとなるわけです。オペ室としては決して広いとはいえないため、可能な限り閉塞感が出ないように、当初はガラスのみで仕切られた空間を提案させていただきました。しかし、『次世代に繋がる未来』というテーマを考えた際、もっと一歩先をいく提案をしたいと考えるようになりました。そこで、写真（p.43画像）のような未知なるものを意味する「X」をモチーフとしたデザインを提案させていただきました。素材としてはガラス×木質×金属質の3種類の素材が絡み合うハイブリッドな構成とし通路とオペ室を絶妙に仕切るようにしました。また同時に、CTを導入されたため、CTとX線を同時に映し出せるダブルモニターを採用しましたが、単に壁面にモニターを設置するのではなく、ニッチ（凹んだ部分）に設置し、壁面の色をモニターと同じブラックにすることにより、モニター設置による圧迫感の軽減と存在感をなくす工夫をしました。

スタイル・エイチ・デザインワークス
雨谷祐之

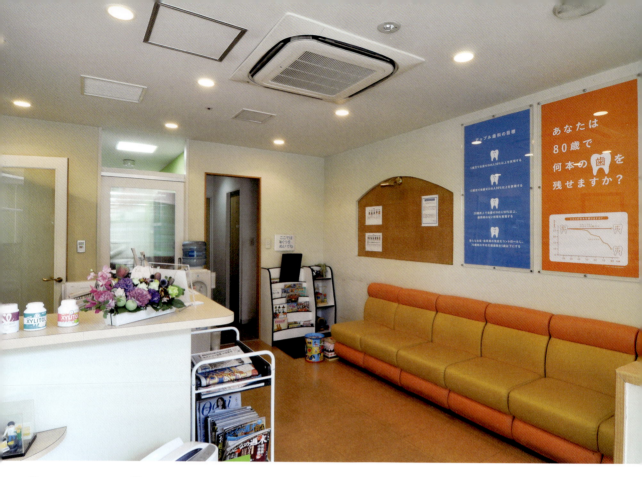

BEFORE

CASE 3 アップルデンタルセンター（同一区画内拡張／全面改装）

むし歯を治す治療から、つくらない治療へ

　2004年の開業から、地域に根差した地域の歯科医院として「うまい・安い・早い・感じよく」を大切にして、患者さんに好まれる歯科医院を目指していました。しかし、2008年シンガポールの歯科医院TP Dental Surgeons Pte Ltdの見学、2012年山形県にある日吉歯科診療所の熊谷 崇先生との出会いをとおし、これまでの診療スタイルは時に患者さんの未来に向かって無責任になり得ることを知ってしまいました。なぜなら多くの患者さんのお口の中は過去に治療を受けた歯のトラブルの繰り返しがとても多いからです。とりあえず噛めるようにするといった治療だけでなく、「口の中の健康を維持、向上させながら年齢を重ねていくお手伝いをする」予防歯科へと診療方針を変えてまいりました。予防歯科では歯科衛生士が診療の中心的な役割をもち、患者さんの担当として生涯寄り添っていくこととなります。そのような診療方針の変化より、患者一人ひとりと向き合える歯科医院にするため2014年診療室の改装に踏み切りました。

（畑 慎太郎院長）

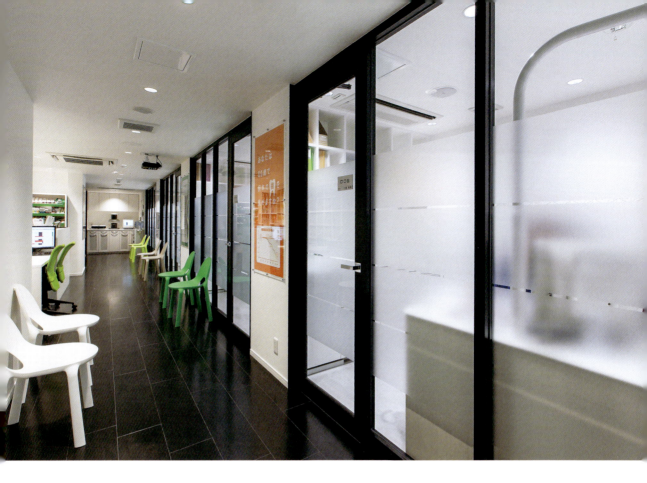

>>> AFTER

開業10年目

開業10年目、全面改装への決断

　このプロジェクトは、開業10年目に診療方針を予防歯科へ大きくシフトすることに伴った全面改装の事例です。このような全面改装の場合、現状の内装を解体撤去し、スケルトン状態としてから新たな医院を再構築するため、新規開業時と同等もしくはそれ以上の時間と費用がかかります。この医院の場合も例外ではなく、約40日の工期を要しました。もちろん、この40日間は診療をすることができません。つまり、診療報酬はまったくないが、テナント賃料、スタッフのお給料などの固定費は通常どおり支払わなければならず、クライアントにとっては非常に負担が大きく、覚悟が必要な決断であったと思います。しかし、新たな診療方針に基づく理想的な診療空間を実現するためには、部分改装では実現不可能であると判断し、この決断に至ったわけです。この決断からも、クライアントの予防歯科への熱い想いが伝わってきました。開業10年目というのは、これまでの臨床経験をとおしてこれからの自分の診療スタイルが見えてくる、そんな時期なのかもしれません。

（雨谷祐之）

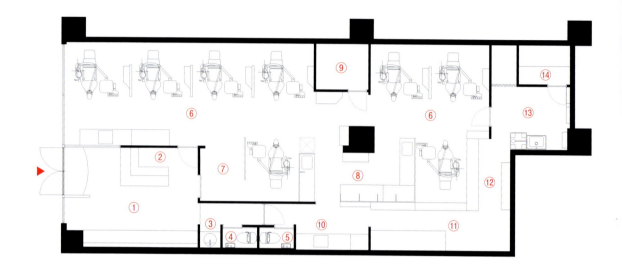

①待合室
②受付
③洗口
④患者トイレ
⑤スタッフトイレ
⑥診察室
⑦カウンセリングコーナー
⑧消毒コーナー
⑨X線室
⑩技工コーナー
⑪Drコーナー
⑫更衣スペース
⑬スタッフルーム
⑭機械室

BEFORE

■医院情報
名称：医療法人社団ADC　アップルデンタルセンター
名称（英語表記）：Apple Dental Center
代表者：畑 慎太郎
住所：東京都西東京市東伏見3-4-1　東伏見STEP22
診療時間：9：00～12：30/14：00～18：00
休診日：木曜・第2・3・4日曜・祝日
URL：http://www.apple-dental-center.com/
建物種別：テナント
スタッフ数：歯科医師3名、歯科衛生士5名、歯科助手4名、クリーンキーパー1名、事務2名、非常勤歯科医師5名
平均患者数（人/日）：約45名
診療科目：一般歯科、小児歯科

■改装情報
面積：
改装前；149.26㎡（45.10坪）
改装後；149.26㎡（45.10坪）
ユニット台数（MAX配管）：
改装前；8台
改装後；8台
開業年月：2004年6月
改装実施年月：2014年8月（開業10年目）
工事期間：2014年7月31日～9月7日
休診した日数：約1ヵ月

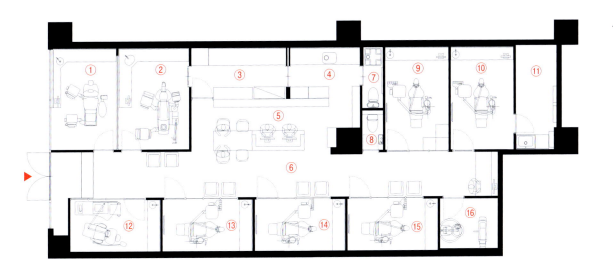

①診察室-1　　⑧患者トイレ　　⑮予防室-4
②診察室-2　　⑨診察室-3　　⑯X線室
③滅菌コーナー　⑩診察室-4
④洗浄コーナー　⑪機械室
⑤受付　　　　⑫予防室-1
⑥待合室　　　⑬予防室-2
⑦スタッフトイレ　⑭予防室-3

>>> AFTER
開業10年目

■診療機器
ユニット：シロナ3台、ジーシー3台、タカラベルモント1台、ヨシダ1台
（合計8台）
X線機器：パノラマ・デンタル（ヨシダ）
その他：マイクロスコープ（ツァイス）、口腔内バキューム（東京技研）、
滅菌器（ヨシダ・LISA）、洗浄機（ミーレ）

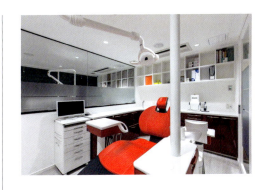

CASE 3　アップルデンタルセンター

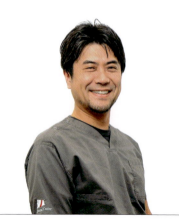

アップルデンタルセンター
院長　畑 慎太郎

> 予防歯科の中心的な担い手である歯科衛生士が活躍できる環境を整備しました。

ユニットの個室化により歯科衛生士が活躍する空間をつくる

　改装の際にとくにこだわったことはユニットの個室化です。しかしながら個室にすることで個々のコミュニケーションが取りづらくなってしまう、閉塞的な空間になってしまうのではないかとの懸念がありました。そこで、個室を受付からすべて見渡せるように入口から直線に配置、またドアはすりガラスにすることで窮屈感を与えず、なおかつプライベートを確保、室内は白を基調にし清潔感をもたせました。また個室内は決して広くはありませんが、ユニットとキャビネットの距離感までを緻密に考え設計をお願いしました。患者さんが快適にかつ、働く人も働きやすい空間のある医院にすることを目指しました。ユニットを個室化することの最大の特徴は、患者さんのプライバシーの確保と飛沫感染の防止です。また歯科衛生士は個室をもつことで、個室の整理整頓や器具の管理など責任感をもって行うようになりました。

より密度の高いコミュニケーションが可能に

　このような空間作りによって、患者さんにとっても従来の歯科医院から予防歯科というコンセプトを明確に打ち出した歯科医院として、歯科衛生士に対しては口腔の健康を守るプロフェッショナルとして認知してもらえるようになったかと思います。また、患者さんは診療内容やお口の中の状態が周囲に聞かれる心配がなくなり、口腔内の問題を自分ゴトとして捉えるようになります。そうすることで患者さんとのコミュニケーションも、歯のことだけでなく全身のことも一緒に考えられるマイハイジニストとして、接しやすくなりました。周りの目を気にしているとどこか他人の歯のようになってしまうのです。

　懸念事項であったスタッフ間のコミュニケーションは、お昼にミーティングの時間を設け連絡事項の共有をしています。今回の改装をとおし、個室で患者さんのプライベートを確保しつつ、患者さんの健康を生涯に渡りサポートしていく歯科医院でありたいと考えます。

> 台数を変えずにすべての診療室を個室化
> 叶えたのは合理性を追求したパサージュ空間

　クライアントのご要望は、同じ区画のなかでユニット台数を維持し、すべての診療室を個室化することが主題でしたが、このメインテーマが非常に難問でした。これまでパーテーションで構成されていた医院を、ユニット台数を変えずにすべてを個室化することは、面積に余裕のない医院では非常に難しい問題です。またこれまでの経験上、45坪で8台のユニットをすべて個室とすることはかなりの閉塞感が出ることが想像できました。そのため、可能なかぎりガラスの間仕切りを用いて空間の繋がりと奥行き感を大切にし、同時

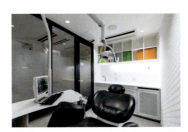
▲ガラスで仕切られた個室

に外の光を可能なかぎり奥まで誘う効果を狙いました。更に、このテナントはファサード以外に窓がなく、火災が発生した際に煙を排出する「排煙設備」が、「機械排煙」を前提としていました。つまり、診療室をすべて個室化するということは、診療室ごとに「機械排煙」を設置する必要があるということになります。法的な緩和措置も選択肢としては考えられましたが、現実的ではありませんでした。また消防設備のスプリンクラーも同様であり、これらがコスト的にかなりの負担になった部分だったと思います。

　このような厳しい条件のなかでクライアントの要望を満たすためには、合理性を追求するしかありませんでした。その結果、医院の入口から真っすぐ奥へと延びる、リニアな待合室空間を中心とし、左右に各診療室やX線室などを配置するようなプランに至りました。患者さんはこの細長い空間で待ち、すべての部屋へアクセスできる空港のロビーのようなパサージュ空間です。設計当初、歯科衛生士主体の予防ルームと滅菌スペースとの距離感が気になっていましたが、スタッフが移動する際に待合室を通過することは患者さんとのコミュニケーションを誘発し、活気ある歯科医院を演出する結果となりました。

スタイル・エイチ・デザインワークス
雨谷祐之

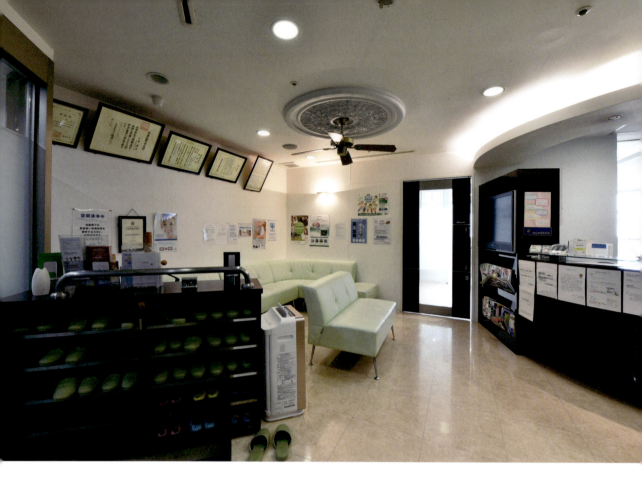

BEFORE

CASE 4 あざみの総合歯科医院（同一区画内拡張／全面改装）

定期管理予防型歯科医院の構築

　旧あざみ野今宮歯科医院は、医療法人圭恵会の3番目の医院として2007年7月に開院しました。このテナントは以前も歯科医院でした。閉院の知らせを聞いて、自宅の最寄駅があざみ野駅であったこともあり、すぐに居抜き開業を決断しました。当時はお金もなかったため、床下配管、バックヤードはそのままに、待合室と診療室だけを改装しての開業となりました。

　当時はデザインなどにはまったく興味がなく、機能性だけを追求した設計でした。2007年はインプラント治療の全盛期で、また歯科用CTが普及し始める直前でしたので、CT専用機を医院の中心部に配置し、マイクロスコープを目立つ位置に設置して、完全に処置中心型の医院構成を考えていました。

　2017年、時代は移り変わり、口腔の健康維持を目的とした定期管理予防の需要が高まりました。また、景気回復とともにスタッフ確保も課題となってきました。そこで、「働きやすい職場環境づくり」をテーマとして掲げ、「定期管理予防型歯科医院の構築」のために改装を考えました。　　　　　（今宮圭太院長）

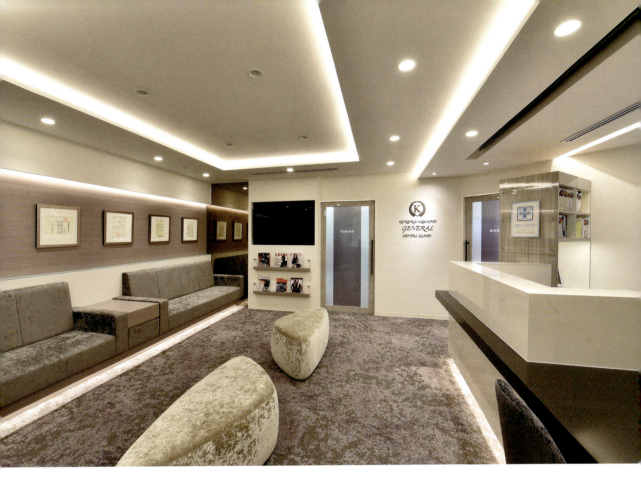

>>> AFTER
開業10年目

新しくすることだけが最良ではない

　このプロジェクトは、10年前に居抜き物件にて開業をした医院の全面改装の事例です。世相を反映した「定期管理予防型歯科医院の構築」を目指し、「継続と改革の調和」というテーマがクライアントより与えられました。改装は、必ずしもこれまでを全否定し、新しいものを創り出す行為ではありません。これまで築き上げてきたものを踏襲し、時代に見合った新しい技術や価値観を取り入れ、未来を見据えた診療環境を構築する行為です。単に新しいものを取り入れて再構築することは、難しいことではありませんが、これまで築き上げてきたよい部分を「継続」するということが、非常に難しいと感じました。

　今回の継続すべき要素は、「動線」でした。これまでスタッフを含め全員が慣れ親しんだ「動線」を大きく変えることなく、新しい歯科医院を再構築することが求められました。デザイナーとしては、動線を含めたまったく新しい理想的な診療空間の提案を当然のように想像していましたが、「新しくすることだけが最良ではない」ということに気づかされたプロジェクトとなりました。　　　（雨谷祐之）

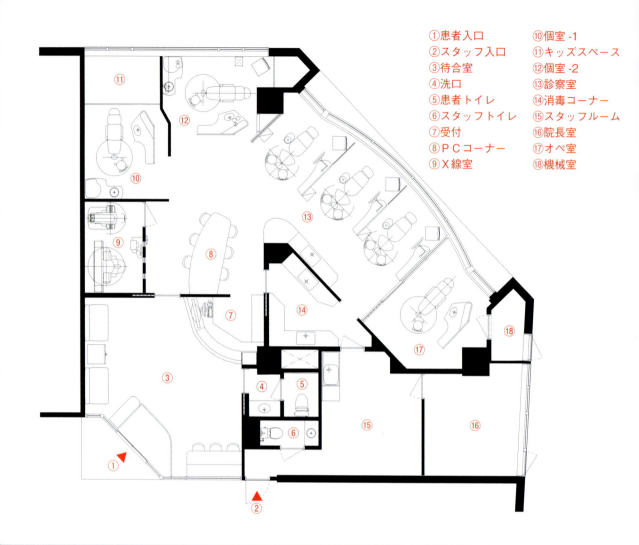

①患者入口	⑩個室-1
②スタッフ入口	⑪キッズスペース
③待合室	⑫個室-2
④洗口	⑬診察室
⑤患者トイレ	⑭消毒コーナー
⑥スタッフトイレ	⑮スタッフルーム
⑦受付	⑯院長室
⑧ＰＣコーナー	⑰オペ室
⑨X線室	⑱機械室

BEFORE

■医院情報
名称：医療法人圭恵会　あざみの総合歯科医院
名称（英語表記）：azamino general dental clinic
代表者：今宮圭太
住所：横浜市青葉区あざみ野2-9-13
診療時間：9：00～19：00
休診日：日曜
URL：http://www.imamiyadental.jp/
スタッフ数：歯科医師4名、歯科衛生士9名、受付1名、TC1名
平均患者数（人／日）：約60名
診療科目：一般歯科、歯科口腔外科、小児歯科、矯正歯科

■改装情報
面積：
改装前；160.70㎡（48.70坪）
改装後；160.70㎡（48.70坪）
ユニット台数（MAX配管）：
改装前；6台
改装後；9台
開業年月：2007年7月
改装実施年月：2017年8月（開業10年目）
工事期間：2017年8月22日～9月25日
休診した日数：40日

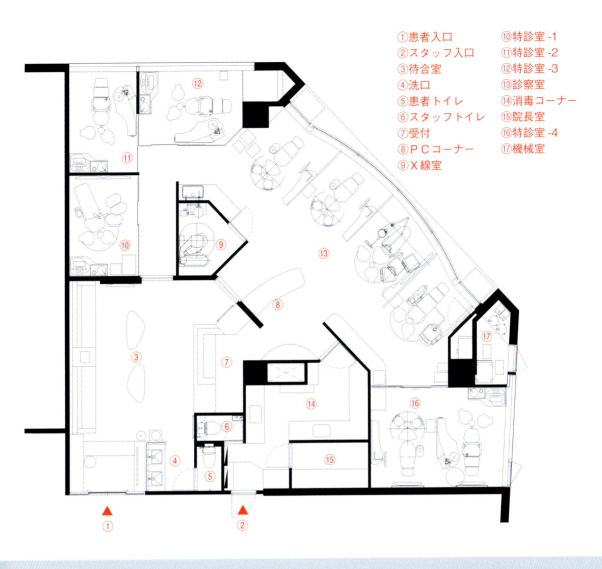

① 患者入口　⑩ 特診室-1
② スタッフ入口　⑪ 特診室-2
③ 待合室　⑫ 特診室-3
④ 洗口　⑬ 診察室
⑤ 患者トイレ　⑭ 消毒コーナー
⑥ スタッフトイレ　⑮ 院長室
⑦ 受付　⑯ 特診室-4
⑧ ＰＣコーナー　⑰ 機械室
⑨ Ｘ線室

あざみの総合歯科医院

>>> AFTER

開業10年目

■ 診療機器
ユニット：モリタ9台（5機種）
Ｘ線機器：デンタル、パノラマ・CT（モリタ）
その他：マイクロスコープ（マニー）、口腔外バキューム（東京技研）、無影灯（丸山）、クラスＢ滅菌器（モリタ）、光学スキャナー（トリオス）など

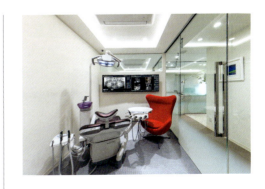

第2章　改装事例紹介

CASE 4　あざみの総合歯科医院

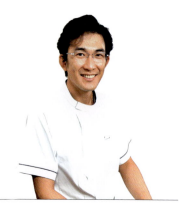

あざみの総合歯科医院
院長　今宮圭太

「継続と改革の調和」をテーマに、定期管理予防型歯科医院に全面改装しました。

改装に伴い、スタッフの意識改革も必要

「治療中心から予防中心へ」といっても、それまでに築き上げたスタイルを一変するのは容易なことではありません。スタッフの同意と理解がなければ、外観が変わっても中身までは変わりません。そこで、スタッフ全員で何度もディスカッションしました。「定期管理予防とは何か？」、「そもそも歯科医院の目的は何か？」、「歯科医療の存在意義とは？」などを時間をかけて話し合ったことで、皆が１つの方向を向いて「やってみよう！」と前向きになりました。

雨谷さんとの打ち合わせですぐに決定したことは、スタッフルームを別室に借りることでした。働きやすい職場環境の整備には不可欠でした。また、衛生管理面の強化として、診療室入口を２つ作りました。治療と予防を完全に切り離すことはできませんが、極力タービンの音が診療室に響き渡らないように設計をお願いしました。待合室はリラックスできる上質な空間を提供するため、ホテルのロビーを彷彿とさせる雰囲気にしたいと考えました。さらに、洗面コーナーにもこだわりました。

継続のための改革

医院を継続していくためには、新しい時代の要求に伴い変化し続ける改革が必要です。改装は単に古いものを新しくするだけではありません。デザインには人の心を突き動かすだけの力があります。患者さんやスタッフのやる気を引き出すのはもちろんのこと、何より自分自身の変化を感じることができます。

歯科医師として何をしたいのか？　何を目指すのか？

日々忙しいとそんなことを考えるのも面倒ですが、雨谷さんと多くの時間を費やし、意見をぶつけ合うことによって、忘れかけていた気持ちを思い出し、若いころにはできなかった夢を実現させることができました。開業して10〜15年ほど経つと、院内の施設は色々と壊れてきます。そんなときこそ、医院と自分自身を革新的かつ継続的にリニューアルするタイミングだと思います。いまでは、変化しないことが最大のリスクだと感じています。継続のための改革。それをいかに無理なく既存のものに調和させていくか。永遠のテーマですね。

> 「継続と改革の調和」から新たな価値を創り出す
> 未来への拡張性を踏まえた全面改装

　当初はまったく新しいプランの検討を重ねていましたが、「動線」の「継続」というテーマが次第に見えてきて、既存医院の動線を踏襲するという方針を決定しました。医院の中心に位置するPCコーナーもこの医院の特徴ですが、その部分も踏襲するかたちとなりました。面積が変わらないなかでユニット3台を増設することは、通常の場合は非常に難しいことですが、この医院は元々の院長室やスタッフルームの面積が広かったため実現することができました。院長室は小さいながらも院内に確保しましたがスタッフルームは外部施設を借りることとしました。

　また、待合室から診察室の入口が2つ存在することも、この医院の特徴といえます。治療と予防というあきらかに違う診療内容を同列に扱うことへの疑問から、「総合診療室」と「特別診療室」に分けて考えることとしました。「総合診療室」の入口を入ると、これまでの院内から見える風景が踏襲されています。「特別診療室」の入口を入ると、これまでとは違ったガラス張りの個室の診療室が出迎えてくれます。また、入口から最も奥に位置する診療室（p.57図中⑯）は総合診療室とも区画され、現在は2台分のユニットスペースですが、将来的にはゆったりとした1台のオペ室として生まれ変われるように設計をしました。

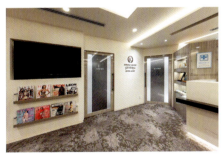

▲左が総合診療室の出入口、右が一般診療室の出入口

スタイル・エイチ・デザインワークス
雨谷祐之

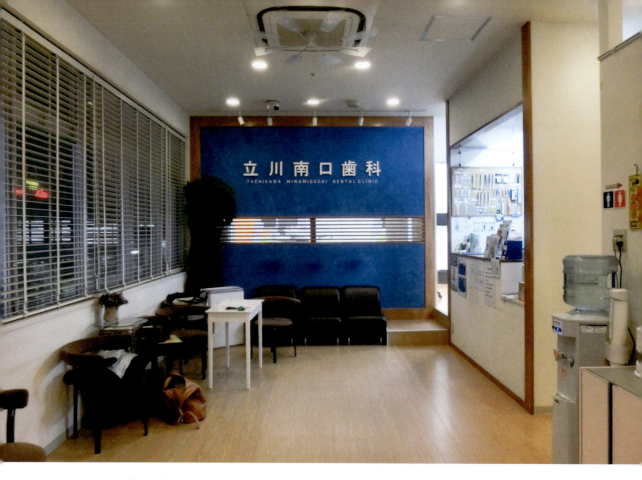

BEFORE

CASE 5 立川南口歯科（同一区画内拡張／全面改装／分割工事）

患者さんやスタッフにとって"居心地のよい空間"を目指して

　当院はJR立川駅南口徒歩3分に位置しており、2000年に開業しました。約40坪のスペースにところ狭しとユニットを8台並べて診療していましたが、手狭になったことから2006年に現在地に移転しました。65坪のスペースに11台のユニットを並べて、歯科医師の診療スペース、歯科衛生士専用スペース、個室などを設けました。院内PCネットワークやデジタルX線機器の整備については、医院運営状態に合わせて少しずつ設備投資をしていったため、徐々に院内のLAN配線や電源コードが増えていき、そのたびに配線をやりくりしていました。

　当院は開業以来、治療中心の歯科医院として患者数は順調に推移していましたが、その一方で、このままでは患者さんの口腔の改善はおろか、維持することさえできないと限界を感じていました。そこで、予防に重点をおいた診療態勢への転換が急務であると考えました。移転開業から10年が経ち、内装に手直しが必要なタイミングでしたので、10年20年先の繁栄を見据えて、患者さんとスタッフにとって"居心地のよい空間"作りを決断しました。　　　　（浦口秀剛院長）

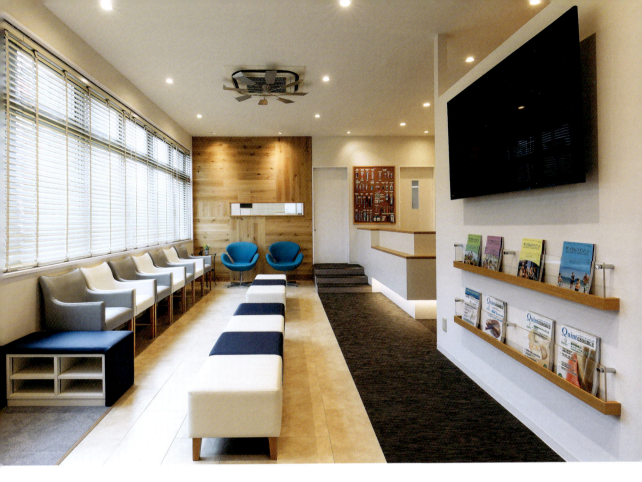

>>> AFTER

移転開業10年目

改装工事を2回に分けて実施する

　このプロジェクトは、移転開業10年目の駅近テナントビルに入居する医院での全面改装を2段階に分けて実施した事例です。CASE3と同様に、開業10年目に治療型歯科医院から予防型歯科医院へ診療態勢をシフトすることに伴って実施された改装です。先述のとおり、全面改装を行う場合は通常、1ヵ月程度の工事期間が必要です。長期休診はクライアントにとって非常に負担が大きく勇気が必要な行為であるといえます。

　そこでこちらのケースは、工事を2回に分けて実施することにしました。1回目の工事を当年の夏休みに絡めて診療室をメインに改装しました。2回目の工事は、翌年のゴールデンウイークに絡めて残りの待合室をメインとしたスペースの改装を実施しました。1ヵ月程度休診することは、患者さんの離脱を招きます。工事を2回に分割して行うことにより、患者離脱リスクの軽減を図った事例です。このように工事を分散させて行う場合は、綿密な工程計画が必要となります。

（雨谷祐之）

第2章　改装事例紹介　61

■医院情報
名称：医療法人社団　スマイルクリエイション　立川南口歯科
名称（英語表記）：Tachikawa minamiguchi Shika
代表者：浦口秀剛
住所：東京都立川市柴崎町3-6-23　LXビル5F
診療時間：平日 9：00〜18：30、土日 9：00〜17：00
休診日：祝日
URL：https://tachikawa-8.com/
スタッフ数：歯科医師8名、歯科衛生士8名、歯科助手4名
平均患者数（人/日）：約80〜90名
診療科目：一般歯科、口腔外科、小児歯科、矯正歯科

■診療機器
ユニット：ヨシダ
X線機器：ヨシダ
その他：CT、マイクロスコープ

■改装情報
面積：
改装前；214.88㎡（65.10坪）
改装後；214.88㎡（65.10坪）
ユニット台数（MAX配管）：
改装前；11台（配管は12台）
改装後；12台
開業年月：2000年4月開業（2006年9月に現テナントへ移転）
工事期間：
1期工事；2016年8月11日〜9月6日（27日間）※うち13日間は夜間工事
2期工事；2017年4月29日〜5月4日（6日間）
休診した日数：
1期工事；15日間（うち5日間は夏休み）
　2期工事；なし（GWを利用）

①待合室　　　⑨技工コーナー　　⑰予防室-1
②受付　　　　⑩消毒コーナー　　⑱予防室-2
③洗口　　　　⑪機械室　　　　　⑲特診室
④患者トイレ　⑫スタッフトイレ
⑤スロープ　　⑬スタッフルーム
⑥カルテコーナー　⑭オペ室
⑦X線室　　　⑮予防コーナー
⑧診察室　　　⑯Drルーム

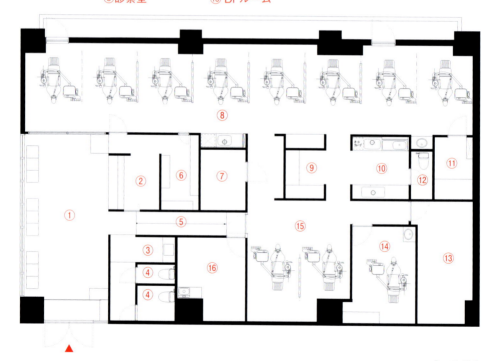

【工事前】

BEFORE

立川南口歯科

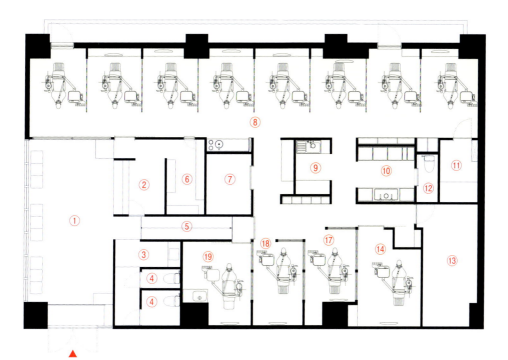

　　　　　　　　　　　　　☐：1期工事範囲　【1期工事完了時】

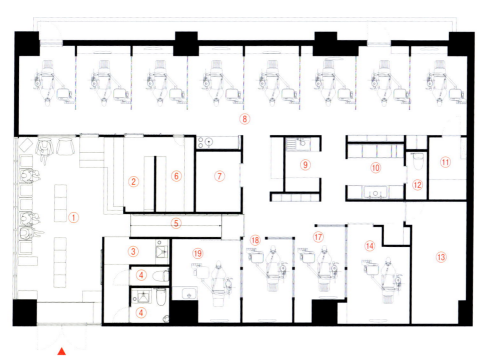

　　　　　　　　　　　　　☐：2期工事範囲　【2期工事完了時】

>>> AFTER

移転開業10年目

第2章　改装事例紹介

CASE 5 立川南口歯科

立川南口歯科
院長　浦口秀剛

デザイナーと打ち合わせを重ねるなかで、自分のイメージする「居心地のよい空間」をかたちにしていきました。

改装のイメージを言葉にできない難しさ・苦しさ

　今回の改装の2年ほど前に本院を増築改装した経験があり、雨谷さんの仕事ぶりも信頼していましたので、それほど苦労はないだろうと高を括っておりました。改装工事1年前から雨谷さんと打ち合わせをしていましたが、「先生は今回の改装でどうされたいですか？」と問われるたびに、明確な答えが用意できず、私のなかにはっきりとした絵が描けていないことが露呈されてしまいました。私のなかに改装のイメージはあるのですが、空間の雰囲気や色合いを明確には言葉で表現できない難しさ・苦しさがありました。

　その原因として、①改装しなくてはいけないとの思いばかりが先行してしまい、私が考える"居心地のよい空間"が漠然としたままだったこと、②空間が広かったために、動線を考えたユニットの配置や空いたスペースの活用方法など、考えることが予想以上に多かったこと、③雨谷さんが何かよいアイデアをもってきてくれるだろうという甘い考えがあったこと、などが影響したと思います。

　また、改装予算と改装工事期間も課題でした。改装工事期間中は休診しなければならないため、医院経営の観点からも難しい決断が求められました。私が望む空間を作るうえで必要な工事日数・費用について、何度も検討したのを覚えています。

改装後から少しずつ感じた"居心地のよい空間"

　改装後のイメージの具体化を、雨谷さんとの打ち合わせを重ねながら少しずつかたちにしていきました。予防専用スペースの拡充と治療スペースを異なる雰囲気で作り、あらゆる医療機器を収納できるように仕分け、患者さんの視線には余計なものが入らないように仕上げることができました。

　新しい空間について、患者さんから喜びの、そしてお褒めの言葉を頂戴するたびに、心から安堵したのをいまでも鮮明に覚えています。スタッフが新しい環境で活き活きと業務に邁進する姿が何ともうれしく、改装を決断してよかったと心底思いました。

　使い勝手のよさや開放的な雰囲気、色合いのよさなどを、診療を重ねるたびに実感しています。期待していた"居心地のよい空間"のなかで、日々診療を行えることをうれしく思います。

> 改装は患者さんのためだけではありません。
> 働くスタッフのモチベーションが必ずアップします。

　この2段階の改装をどのように行ったかは、p.62-63の平面図を参照してください。当然のごとく、クライアントからさまざまな要望が出されましたが、すべての要望をバランスよく解決するには現状の平面レイアウトを大きく変えることはできませんでした。現状の平面プランを踏襲し、一般診療部のパーテーションを新装して個室感を演出する、予防歯科を行う個室を確立させる、消毒・印象・技工コーナーを整理する、収納量を増やすというのが、1期工事のメインテーマとなりました。これまで煩雑に収納されていたものを扉付きの収納を設け、隠す収納へと変換をしました。また、決して広いとはいえないユニットスペースで個室感を確立することは、同時に閉塞感や圧迫感を生む可能性があります。そのため、パーテーションのデザインは工夫をしました。まず4方フレームで各ユニットの領域を明確にし、そのフレームの中を上下3段に分割し、最上段は空調の関係もありヴォイドとし、最下段はしっかりと間仕切り落ち着きをもたせ、中間部分は半透明ガラスを用いて奥行き感を与えて圧迫感を軽減させる工夫をしました。これにより、心理的な領域（個室感）を明確にしながら、閉塞感を与えずに仕切ることができたと思います。2期工事の待合室周りの改装は、これまでのスペースを有効活用し、座席数を増やすとともに空間に秩序を与え、明るい空間を目指しました。

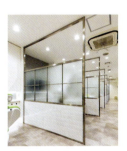

▲パーテーション

　天然木と発色のきれいなアクセントチェアの組み合わせはSNS映えする空間となりました。改装されたクライアントが必ず口にする言葉「スタッフのモチベーションが高まった」。こちらの医院も例外ではありませんでした。

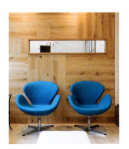

▲アクセントチェア

スタイル・エイチ・デザインワークス
雨谷祐之

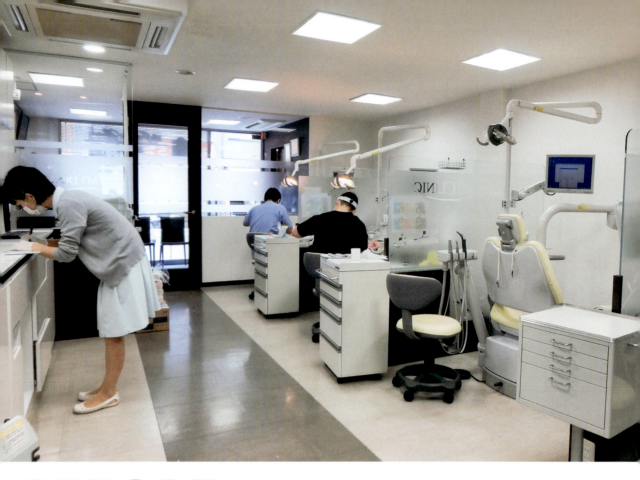

BEFORE

CASE 6 エムズ歯科クリニック弘明寺（隣接区画拡張／部分改装／無休診工事）

隣接テナントの閉院を機に、医院を拡張

　当院は横浜市南区の商店街のなかの、弘明寺というお寺の参道沿いにあります。周辺は下町的な雰囲気で、患者層は老若男女幅広く通院されています。開業から改装まで、ユニット4台で診療をしてきました。

　開業6年目を迎えたころに、隣の整体院が閉院し、テナントが空くことになりました。もともと一つの区画だったため、壁を取り壊せば大きな33坪のテナントに拡張することができるのではないかと考えました。

　患者さんは来てくれていましたので、ユニットを増やしたいという思いは日頃からありました。また、スペースの関係でスタッフルームを近くのマンションに借りていたこともあり、広くすることでスタッフルームをテナント内にもってきたいという思いもありました。　　　　　　　　　　　（荒井昌海理事長）

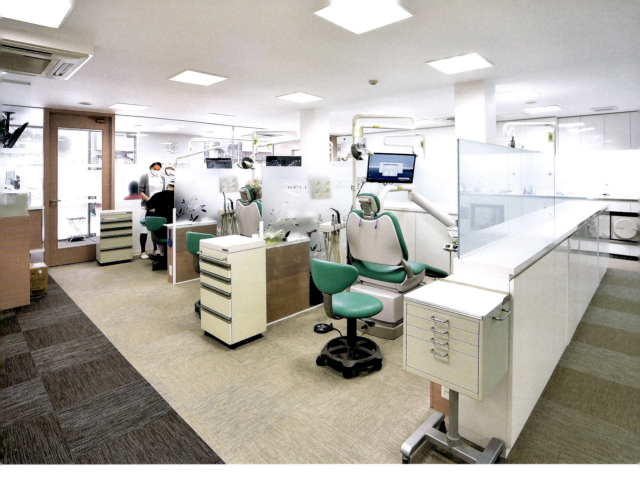

>>> AFTER

開業6年目

施主、設計者、施工者の綿密な連携のもとで行われた改装

　このプロジェクトは、開業6年目に隣接する区画へ増床し、医院の拡張を行った事例です。既存医院は17坪のスペースにユニット4台を配し、スタッフルームは近隣のマンションを借りていました。そんな医院の壁一枚隔てた隣の区画では、16坪の整体院が営業をしていました。その整体院が閉院したため、2つのテナント区画を形成している壁を撤去し、一つの区画として33坪の医院に拡張することを主題とし、開放的なデザインにすること、外部のスタッフルームを院内に設けること、十分な収納量を確保することなどが副題として挙げられました。

　また、工事を行うタイミングを社員旅行に合わせて、休診することなく合理的に行うために、工程計画について施主、設計者、施工者による綿密な協議を重ねました。このように休診せずに効率的に改装を行うには、綿密な工程計画が重要であることを示すよい事例になったと思います。　　　　（雨谷祐之）

第2章　改装事例紹介　67

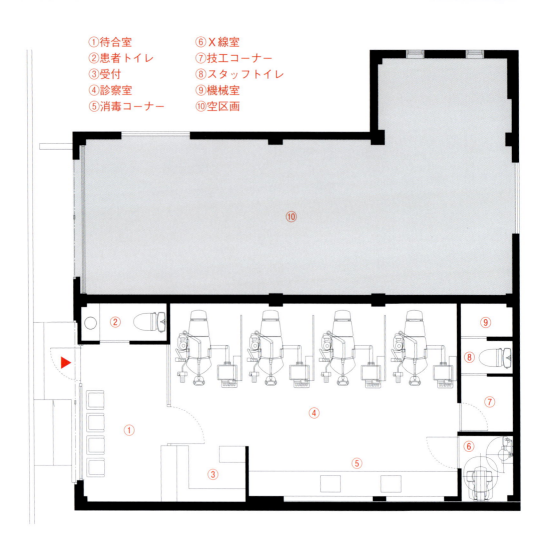

①待合室　⑥X線室
②患者トイレ　⑦技工コーナー
③受付　⑧スタッフトイレ
④診察室　⑨機械室
⑤消毒コーナー　⑩空区画

BEFORE

■医院情報
名称：医療法人社団翔舞会　エムズ歯科クリニック弘明寺
名称（英語表記）：Ms Dental Clinic　Gumyoji
代表者：荒井昌海
住所：神奈川県横浜市南区大橋町3-65
診療時間：9:00 ～18:00
休診日：祝
URL：https://ms-dental.com/gumyouji/
建物種別：テナント路面店
スタッフ数：歯科医師4名、歯科衛生士2名、歯科助手・受付3名、TC1名、事務局10名、歯科技工士7名、その他1名（法人全体）
※いずれも常勤
平均患者数（人/日）：約80名
診療科目：一般歯科、歯科口腔外科、小児歯科、矯正歯科、訪問歯科

■改装情報
面積：
改装前；56.69㎡（17.17坪）
改装後；109.13㎡（33.06坪）
ユニット台数（MAX配管）：
改装前；4台
改装後；6台
開業年月：2008年
改装実施年月：2014年11月（開業6年目）
工事期間：事前施工（2週間）+社員旅行期間（4日間）
休診した日数：0日

①待合室　⑥X線室　⑪収納
②患者トイレ　⑦技工コーナー　⑫スタッフルーム
③受付　⑧スタッフトイレ
④診察室　⑨機械室
⑤消毒コーナー　⑩診察室

エムズ歯科クリニック　弘明寺

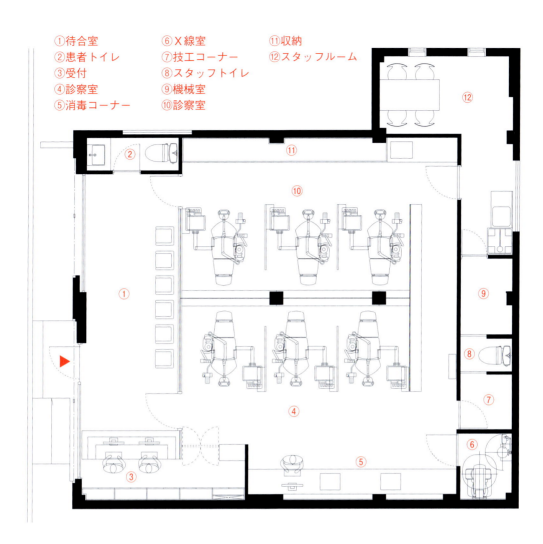

>>> AFTER
開業6年目

■診療機器
ユニット：ジーシー　6台
X線機器：CT（シロナ）、パントモ（シロナ）
その他：マイクロスコープ、口腔外バキューム

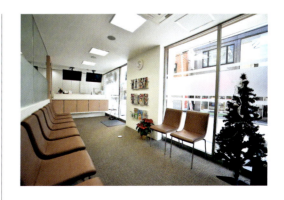

第2章　改装事例紹介　69

CASE 6 エムズ歯科クリニック弘明寺

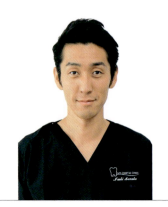

医療法人社団翔舞会
理事長　荒井昌海

開放感のある診療室に改装し、患者さんにもスタッフにも居心地のよい空間にしました。

コンセプトは「広く見せたい」

当院が常にもっている内装コンセプトに、「広く見せたい」という考えがあります。これは患者さんにもスタッフにも圧迫感のないところで過ごしてもらいたいという点からきています。どうしても都市型の診療室は狭くなります。また、窓の大きさや数も限られてしまいます。よほどデザインに配慮しないと、閉塞感が出てしまいます。また、院長の目線で考えれば、スタッフがいつ、どこで、誰が、どのような仕事をしているのかを常に把握できることは、スムーズな診療に繋がります。その点からも、見通しがよいことはプラスになると感じています。

課題は工期、動線、新旧診療室の融合

雨谷さんには、可能なかぎり休診期間を作らないことをお願いしたところ、社員旅行のための休診と、夜間工事を併用してもらうことになりました。また、広くなることに比例して、必ず荷物が多くなることが予想されるので、収納を多く作ってもらうことをお願いしました。

ほぼ正方形のテナントなので、患者さんの動線とスタッフの動線をどのように作るかが課題でした。結果、待合室から診療室への出入口を2ヵ所設けました。また、既存の診療室と、新規の診療室をどのように融合させるかについては、「何を残して、何を壊すのか」が課題でした。結果、ユニットの位置を多少ずらすことはありましたが、ほぼ元の医院の資源を活かした形で改装することができました。

改装したことで見通しがよくなり、診療室内に光が通りやすく、夜間になると外を歩いている人たちからも、奥行きのあるクリニックを演出できるようになりました。

拡張を見据えた開業地選び

極めて理想的な増床ができたと思います。今回は幸いにも隣の区画と壁を壊して繋げることができましたが、このようなケースは稀だと思います。開業して数年経ち、ユニットを増やしたくなったときに、診療室を広げられる可能性をもった立地に開業することは、分院展開を考えるよりも価値があるといえるかもしれません。増築・増床する場合はどうしてもツギハギ的な設計になりがちです。将来的に増床する予定があるならば、最初からそのつもりで設計・配管をしておくことは重要だと思います。

既存医院の資源を最大限に活かした
無休診での理想的な医院拡張

　まずは元整体院であった区画を先行して工事を行います。この間、既存
医院は通常診療をしています。この先行工事が、今回の改装のポイントだ
と思います。先行工事が完成したら、既存医院とを仕切る壁を取り払って
繋げるわけですが、この工事を社員旅行のタイミングを利用して行います。
ここがもうひとつのポイントです。歯科医院の年間行事は、ある程度事前
に計画されているのが通常ですので、医院の年間スケジュールを把握し、
休診予定日を利用し改装を計画することで、休診せずに効率的な医院拡
張を実施することが可能となります。これまで壁で仕切られていた2つの
区画が1つの区画になるわけですから、空間の広がりは一目瞭然です。

　開放的な空間は、患者さんやスタッフの心に「ゆとり」をもたらしてくれる
と考えています。また、既存ユニットと新設ユニットが向い合うようなレイ
アウトとなるため、ユニット正面をどのようにデザインするのか非常に悩ん
だ部分ではあったが、空間の繋がりや開放性を損うことのないようにガラ
スを用いて、患者さん同士のプライバシーを確保するためにフィルムを施し
ました。また、流行る医院ほど収納が足りなくなる傾向があります。この医
院も収納が足りなくなっていたため、新たに拡張したスペースに大量の収
納スペースを確保しました。さらに外部にあったスタッフルームを院内に確
保することにより、スピーディな業務が可能になったかと思います。

スタイル・エイチ・デザインワークス
雨谷祐之

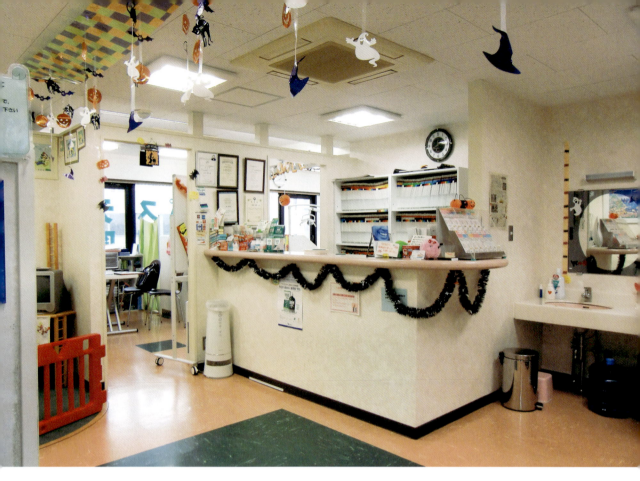

BEFORE

CASE 7 パステル歯科医院（隣接区画増床／全面改装／分割工事）

医院のカラーを大切にした改装

　当院は2002年8月に、ユニット2台にて開業しました。その後、順調に患者数が増えていき、それに伴ってユニット台数も5台に増えました。開業10年目を迎えさらなる患者さんの増加に対応するため、ユニットを増やしたいと考えていたころ、隣のテナントが空いたので、増床を伴う全面リニューアルをしようと決断しました。当院は、患者さんにとって本当の「幸せ」とは何かを徹底的に考え抜くこと、常に患者さんの「声」に耳を傾け、患者さんと想いを共有することをモットーにしており、そうした医院のカラーを考えると、分院展開は行わないほうがよいと考え、既存の医院を拡大する方針にしました。

　また、改装する際のコンセプトとして、30〜50代の女性が心地よい空間、癒やしの空間にすることを念頭におきました。時代とともに患者さんの歯科医院を選ぶ目は厳しくなり、スタッフマネジメントも難しくなりましたので、心地よい空間の整備は必要だと考えます。

（権藤暁曠院長）

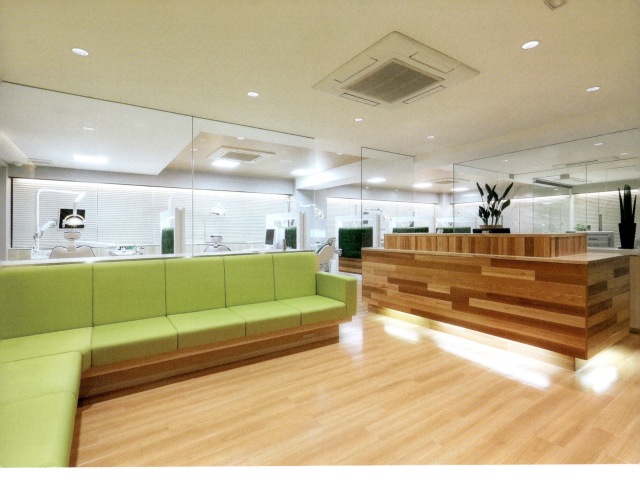

>>> AFTER

開業10年目

休診せずに増床＋全面改装を実現

　このプロジェクトは、開業10年目に隣接区画へ増床をするとともに、仮設診療をしながら全面改装を行った事例です。当初、工事期間中は休診することを前提とし、計画をしていましたが、工事期間が3ヵ月程度かかることがわかり、工事中の休診を最小限にするとの方針転換がなされ、その可能性を探ることとなりました。この作業が最も難題であり、クライアント、施工者、そしてデザイナーの3者で何度も綿密な工程計画について検討を重ねました。

　その結果、増床部分を先行して工事を行い、そこへユニット2台を移設し、仮設診療をしながら、既存部の工事を行うという工程計画を導き出しました。そうすることにより、当初3ヵ月間も休診をしなければならないといわれていましたが休診を一切することなく、増床および全面改装を実現することができました。まさしく、改装計画のカギを握るのは工程計画であり、「どのように創るのか？」が重要であると示してくれたプロジェクトといえます。　　　　（雨谷祐之）

■医院情報
名称：医療法人社団廣陽会　パステル歯科医院
名称（英語表記）：Pastel Dental Clinic
代表者：権藤暁曠
住所：千葉県船橋市西船4-14-12　木村建設工業ビル403
診療時間：月・水・金；9：30〜20：00　火・土；9：30〜18：00
休診日：木曜・日曜・祝日
URL：http://www.pastel-dc.com/
建物種別：テナントビル（事務所ビル）
スタッフ数：歯科医師2名、歯科衛生士4名、歯科助手5名
平均患者数（人/日）：約45〜60名
診療科目：一般歯科、小児歯科、口腔外科、審美歯科

■診療機器
ユニット：オサダ4台、タカラベルモント3台
X線機器：ヨシダ（パノラマ、CT、セファロ）
その他：クラスB；シロナ、口腔外バキューム；フリー10、セレック、位相差顕微鏡

■改装情報
面積：
改装前；105.68㎡　（32.02坪）
改装後；161.10㎡　（48.78坪）
ユニット台数（MAX配管）：
改装前；5台
改装後；7台（配管は9台）
開業年月：2002年8月19日
改装実施年月：2012年10月1日（開業10年目）
工事期間：2012年7月5日〜9月30日（約3ヵ月）
休診した日数：6日間（夏季休暇を利用）

①待合室　⑦X線室　⑬特診室
②洗口　⑧機械室　⑭カウンセリングルーム
③受付　⑨消毒コーナー　⑮患者入口
④キッズコーナー　⑩院長室　⑯スタッフ入口
⑤スタッフルーム　⑪空区画
⑥診察室　⑫患者トイレ

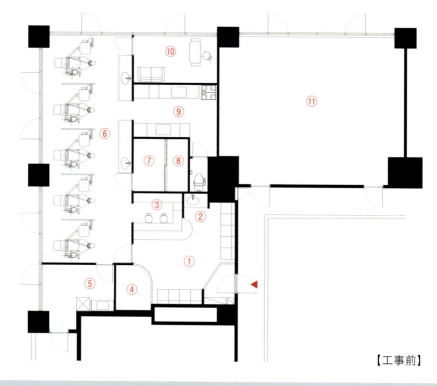

【工事前】

BEFORE

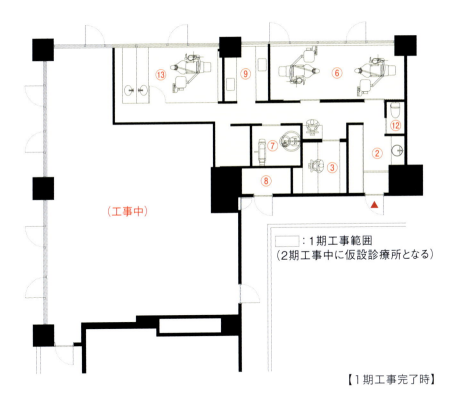

【1期工事完了時】

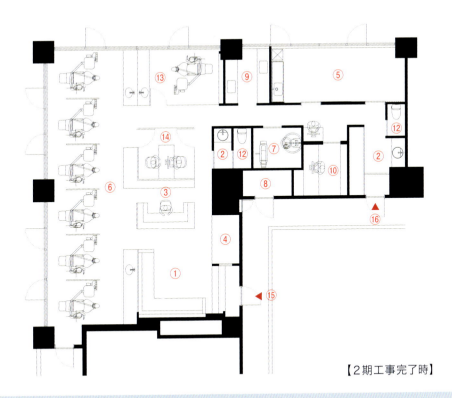

【2期工事完了時】

>>> AFTER
移転開業10年目

CASE 7　パステル歯科医院

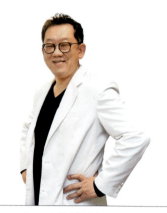

パステル歯科医院
院長　権藤暁曠

「パステル歯科医院らしい雰囲気」がさらに伝わりやすい空間になりました。

収納・動線への不満

　改装前の悩みは、収納が少なすぎることでした。患者数が増え、ユニットが増えていくに従って増加するプロダクトの数が、収納のキャパシティーを超えてしまっていました。また、院内の動線も問題でした。患者さんとスタッフの動線が重なってしまい、スタッフも動きにくく、患者さんをご案内する際も動きにくい状況でした。

休診期間をゼロにするには

　改装するにあたって、ある程度の休診はやむを得ないと考えていましたが、3ヵ月ほどかかるとの見積もりは想定外でした。そこで、いかにして診療をストップせずに既存の患者さんの診療をきちんと行い、かつ工事を進めていくのかが、大きな課題となりました。雨谷さんと何度も話し合った結果、拡大部分を先に仕上げてそちらで診療を行うことで、工事期間中も診療を行えるプランを導き出すことができました。

懸案が解決され、患者さんも満足

　改装したことで、懸案だった動線の問題は解決されました。また、収納も大幅に増えました。院内を見渡せることで、当院が大切にしている雰囲気（歯科医院らしくないこと）が、伝わりやすくなったと感じています。患者さんからも、「歯科医院らしくなくてよい」、「雰囲気がよい」、「素敵な歯科医院」など、うれしい感想をいただいています。心地よい空間、癒やしの空間を実現できたのではないかと感じています。

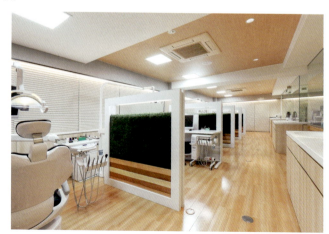

ドクターの診療スタイルを空間デザインに変換し
パステル歯科医院らしさを表現しました

　この医院をデザインするにあたってクライアントから「パステル歯科医院らしいデザインを」との要望が出されました。パステル歯科医院らしさとは何だろう？　しばらく考える日々が続きました。何度か打合せで訪れた際に診療風景を見学させていただき、そこにヒントがありました。この医院はホームページにも示すほど患者さんとの「おしゃべり」、つまり「コミュニケーション」を大切にしている医院であることに気づきました。院長先生曰く、「徹底的に患者さんとおしゃべりをする」というのです。この診療スタイルを、「患者さんと歯科医師との距離感が近い」と解釈しました。つまり、患者さんと歯科医師の隔たりがない。互いに隠すものはまったくない。だからこそお互いが理解でき、信頼関係が築けるのだろうと。その考え方を空間デザインに変換し、構築してみようと考えました。

　「隔たり」つまり「壁」は不要であると考え、必要最低限の壁以外の間仕切りをすべてガラスで構成することにしました。私たちには患者さんに隠すものはまったくない。その完成した空間は、歯科医師やスタッフが活き活きとした姿で行う診療風景が可視化され、院内の活気を感じることができます。初めて訪れた方は院内に足を一歩踏み入れた瞬間、目の前に拡がる開放的な空間に驚きを隠せません。歯科医院らしくない空間。それが「パステル歯科医院らしさ」なのではないでしょうか。また、ガラスは透明感がある反面、無機質で冷たい印象を与えがちなため、その印象の軽減を狙い、受付カウンターに天然木を採用し、空間に温かみをもたせました。また、パーテーションは白いフレームの中に下から「大地」「緑」「空」そして「太陽」を表現し、パステル歯科医院らしい「遊び心」をもたせました。

スタイル・エイチ・デザインワークス
雨谷祐之

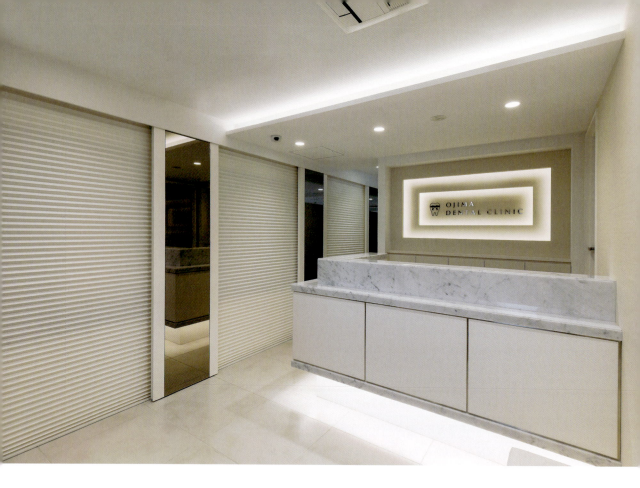

異階拡張

CASE 8 おじまデンタルクリニック（非隣接区画拡張／異階／通知適用）

医院拡張したくても、なかなか近隣のテナントが空かない

　1階の診療室が手狭になっていたのですが、他階になかなか空きが出ず、近隣に分院を出そうかと考えていました。しかし、クオリティコントロールの問題や人的資源を考えると、目の届く範囲で規模を大きくしたいという希望がありました。そうした折りに、9階が空くことになり、そこへ拡張できないかと考えました。しかし、担当の会計事務所からは「絶対に無理ですよ」といわれて半分諦めていたところに、雨谷さんから、2016年3月の厚労省通知「医療機関における施設の一体性について」を適用できるかもしれないと助言してもらい、2人で役所にかけ合いました。

　何度も「前例がないので……」といわれましたが、折衝を重ねた結果、許可をいただきました。千代田区内ではおそらく初めてのケースだったと思います。

（小島武郎院長）

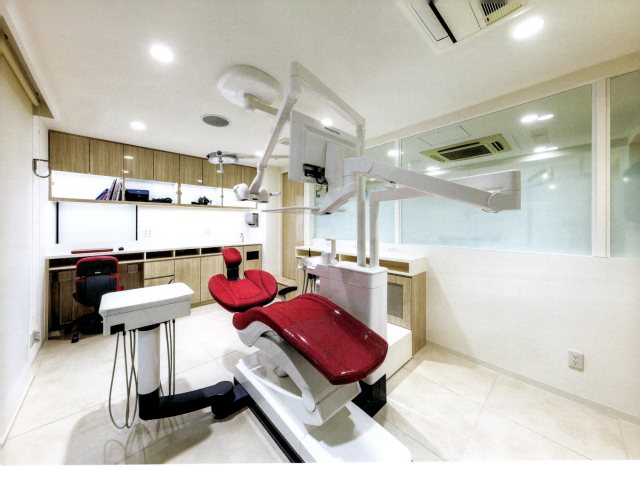

開業10年目

1Fと9Fで同一医院とする「非隣接区画増床」への挑戦

　このプロジェクトは、都心の激戦区オフィス街のテナントビル1階にある医院が、開業10年目に同じビルの9階に増床し、1階と9階で同一医院とした非隣接区画増床の事例です。これまでは1階の医院が9階に増床した場合、それぞれは別々の医院とみなされ、9階は分院として扱われてきました。つまり、それぞれに管理者が必要ということになります。このプロジェクトのオファーをいただいた際、クライアントは「分院」での開業を考えていました。しかし、厚労省が2016年に発出した「医療機関における施設の一体性について」を適用すれば、1階と9階で同一医院にできる可能性があり、クライアントにとってもメリットが多いのではないかと思い、ご提案をさせていただきました。しかしながら、その適否の判断は所轄保健所に委ねられているため、その日のうちにクライアントとともに所轄保健所へ相談にいきました。保健所の反応は、所轄内での前例がないため予想どおりでしたが、根気よく折衝を重ね、1階と9階で同一医院とする了承を得ることができました。

（雨谷祐之）

9F	空きテナント		9F	歯科（増床）	
8F			8F		
7F			7F		
6F			6F		
5F			5F		
4F			4F		
3F			3F		
2F			2F		
1F	歯科（既存）		1F	歯科（既存）	

▲異階拡張（既存医院と隣接しない異なった階への拡張）。専用階段を必要とせず、ビルの共用階段で移動することになる。必ずしも上下隣接階ではなく階を飛ばしての拡張が可能となった。しかしながら、複合ビルの共用階段は不特定多数の方々が使用するため、可否判断は所轄保健所により個別事案に応じて判断される

■医院情報

名称：医療法人社団HOUGA　おじまデンタルクリニック

名称（英語表記）：ojima dentalclinic

代表者：小島武郎

住所：東京都千代田区神田小川町1-8-5　金石舎ビル1階、9階

診療時間：9：30～19：30（祝日は16：30まで）

休診日：日曜

URL：http://www.ojima-dental.jp/

建物種別：テナントビル（事務所ビル）

スタッフ数：歯科医師7名、歯科衛生士10名、歯科助手、受付10名

平均患者数（人／日）：約50～60名

診療科目：一般歯科、歯科口腔外科、矯正歯科、小児歯科

■改装情報

面積：

改装前；【1F】69.96㎡（21.02坪）

改装後；【1F】69.96㎡（21.02坪）＋【9F】107.50㎡（32.5坪）

合計：177.46㎡（53.77坪）

※その他・B1Fにスタッフルーム（10坪）あり

ユニット台数（MAX配管）：

改装前：4台

改装後：【1F】4台＋【9F】4台　合計：8台

開業年月：2007年

改装実施年月：2017年8月（開業10年目）

工事期間：2017年6月14日～7月23日

休診した日数：なし

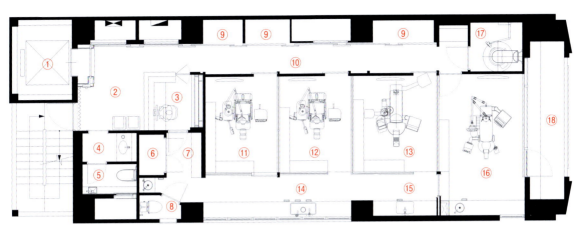

【9F拡張部分】

① エレベーター　⑩ 通路
② 待合室　　　　⑪ 診察室-1
③ 受付　　　　　⑫ 診察室-2
④ 洗口　　　　　⑬ 診察室-3
⑤ 患者トイレ　　⑭ 消毒コーナー
⑥ 機械室　　　　⑮ 技工コーナー
⑦ カルテコーナー⑯ オペ室
⑧ スタッフトイレ⑰ X線室
⑨ 収納　　　　　⑱ バルコニー

開業10年目

■診療機器
ユニット：シロナ3台、ジーシー5台
X線機器：シロナ

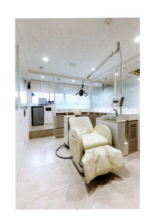

CASE 8　おじまデンタルクリニック

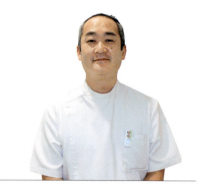

おじまデンタルクリニック
院長　小島武郎

> 前例のない挑戦でしたが、大きなメリットを感じています。

異階拡張のメリット・デメリット

　同じビル内で拡張した結果、メリットが大きいと感じています。1階と9階両方にX線室を揃えるなど、縛りはありますが、カルテを分けなくてよいですし、スタッフも共有できます。何かあった際にはすぐに駆けつけることができますし、1階と9階のメンバーは固定せず交代制にすることでスタッフ全員と触れ合えるため、ほどよい距離感のなかで円滑なマネジメントができていると思います。家賃の面でも9階のほうが安価というメリットがあります。デメリットは、移動手段がエレベーターなので、移動に若干時間がかかることと、エレベーターの点検の際は使えないことです。

こだわったのは、「落ち着き」と「使いやすさ」

　院内はベージュを基調にダークブラウンをアクセントにしています。落ち着いた雰囲気にしたかったので、間接照明にしました。また、使いやすさにもこだわりました。患者さんとスタッフの動線を分離し、診療スペースを広くとり、のびのびと診療できるようになりました。

都心開業における新たな選択肢

　広い1階の1フロアがベストですが、都心開業の場合、なかなかそういう物件には出会えません。また、1階は賃料が高いため、フロアをまたいで使い分けをし、規模を拡張していけるこの方法は、条件が合えばすばらしいと思います。同一医院であることは無駄が少なく、いままで支えてくださった患者さんにも、比較的楽に気持ちのよい空間を提供できてよいと思います。

天井の低さをプランニングでカバー
1Fとの住み分けを図る上質な空間

　1階の医院は、21坪のなかにユニット4台を設置した非常にタイトなスペースで診療を行っていました。今回、9階の増床にあたっては、1階との住み分けとして「上質な空間」というテーマが掲げられました。診療室はスペース的にゆったりさせ、ユニットレイアウトは動線分離を採用しました。1階は患者さんとスタッフがすれ違うことさえ厳しい状況であったため、患者さんとスタッフの動線が分けられたことのメリットは非常に大きいと思います。このゆったりとした診療スペースと動線分離の相乗効果により、上質な空間を築くことができました。

　また、このテナントは天井高さが低かったため、床上げの範囲を配管ルートとして必要な最小限の範囲しか行っていません。よって、患者さんの歩くエリアは基本的に床上げをせず、完全フラットなバリアフリーの設計とすることができました。さらに床上げ寸法を抑えるために、小型のポンプを採用しました。これは初めから狙っていたことではなく、テナントの天井高さが低いために考えた結果です。このように築年数が古めの事務所仕様物件の場合、天井高さが低い傾向があり、天井の高さを確保するための工夫が求められます。また、この院内も収納不足という繁盛医院の特徴的課題を抱えており、患者通路部の柱型を利用し、フリーな収納スペースを設けフレキシブルに使えるようにしました。デザイン的にはシンプルでスタイリッシュな空間にまとめました。

スタイル・エイチ・デザインワークス
雨谷祐之

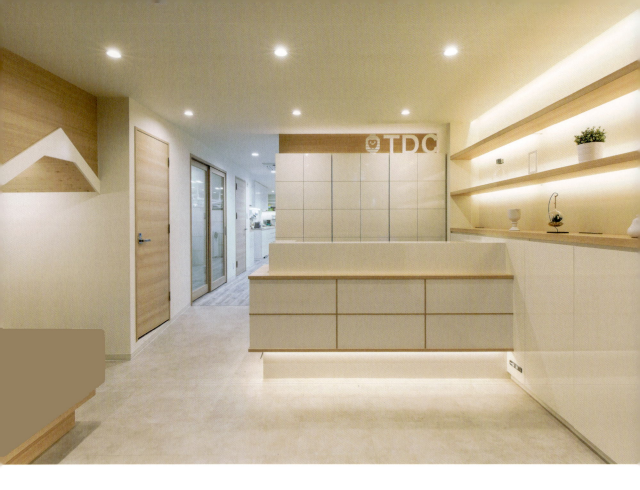

移転

CASE 9 タチバナ歯科医院（移転／同一建物内）

3代にわたり浅草で開業

　当院は初代院長の橘樹四雄が昭和14年ごろに浅草で開業しました。東京大空襲による焼失や戦後の混乱期を乗り越え、昭和52年に医院の建て替えに伴う改装を行い、2代目院長の橘樹俊英に代替わりしております。開院以来70年以上、地域の方々のために診療を行っているのですが、前回の改装から40年近く経過していたため、老朽化が著しく、改装が急務となっていました。

　そこで、3代目の私に代替わりするにあたり、移転を含めた改装を検討しました。ところが、周辺に移転に適した物件が見当たりませんでした。1階で30㎡程度のテナントを希望していたのですが、テナント料や空き待ちの問題ではなく、物件が存在しないのです。そこで、以前は自宅兼用ビルの2階部分を医院としておりましたので、両親の居間や駐車場がある1階部分へ医院を移す建物内移転を計画しました。改装にあたり、古い医院イメージの刷新と、「開かれた明るくて親しみを感じる」医院にしたい思いがあり、そのために石や木などの天然素材を使ったやわらかい雰囲気のデザインを希望しました。　　　（橘樹秀春院長）

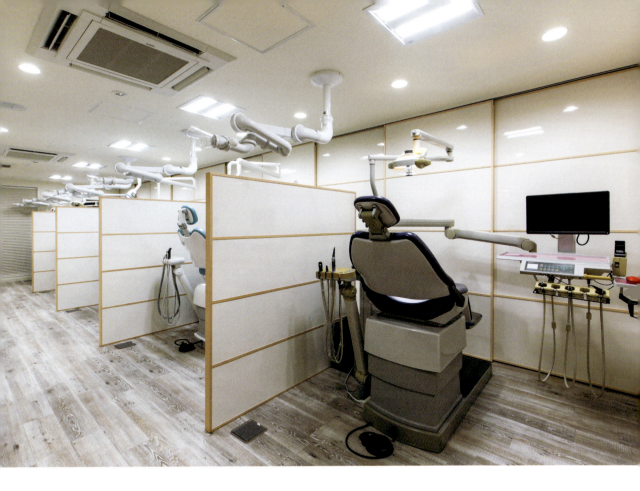

開業76年目

老舗歯科医院の同一建物内での移転

　この医院は、東京浅草で親子3代に渡り70年の歴史をもつ老舗歯科医院の、同一建物内での移転の事例です。プロジェクトは2代目の院長から3代目の院長へ継承するにあたって実施されました。これまでは、自己所有する鉄骨造4階建ての自宅兼用ビルの2階を歯科医院とし、ユニット2台で診療していました。この医院を1階へ移転させるというのが、このプロジェクトのメインテーマです。1階は約28坪の広さがあり、車1台分のガレージと住居として使用されていました。このガレージと住居を解体し、ユニット5台の歯科医院を構築するものです。建物本体の老朽化が著しいうえ、これまでに数回改装を行っているため、現状を把握できる設計図や資料がほとんど存在しませんでした。現存する数少ない図面をもとに、工事施工者の協力を受け、綿密な事前調査を実施し、しっかりとした施工計画を立て工事の施工に臨みました。この改装も工事施工者の協力が重要であることを感じる事例となりました。　　　　　　　　　　（雨谷祐之）

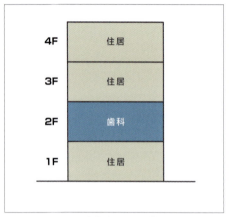
▲元々は2Fを診療室として使用していた

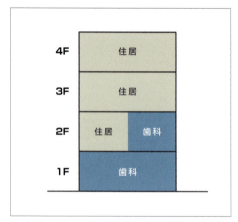
▲1期工事にて2Fにあった診療室を1Fに移した

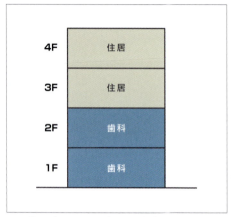
▲2期工事にて2F部分に増床した

■医院情報
名称：タチバナ歯科医院
名称（英語表記）：TACHIBANA DENTAL CLINIC
代表者：橘樹秀春
住所：東京都台東区浅草3-30-5
診療時間：9：30～18：00
休診日：日曜祝日
URL：http://www.tachibanadc.com/
建物種別：住居併設
スタッフ数：常勤歯科医師2名、非常勤歯科医師2名、歯科衛生士3名、助手2名、受付1名
平均患者数（人／日）：約45名
診療科目：一般歯科、歯科口腔外科、小児歯科

■移転情報
面積：
移転前；85.53㎡（25.87坪）
移転後；94.00㎡（28.44坪）
ユニット台数（MAX配管）：
移転前；2台
移転後；7台
開業年月：昭和14年ごろ
移転実施年月：【1F】2015年8月、※2018年8月に2F増床
工事期間：
【1F】2015年5月23日～8月4日
【2F】2018年5月2日～7月10日
休診した日数：なし

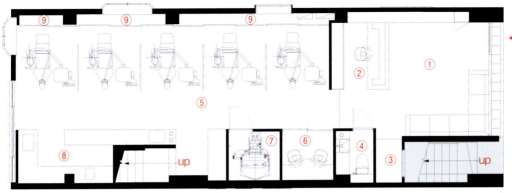

2015年【1F平面図（1期工事）】

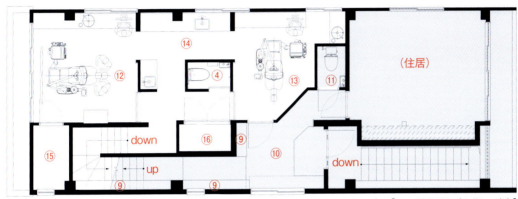

2018年【2F平面図（2期工事）】

①待合室	④患者トイレ	⑦X線室	⑩住宅玄関	⑬個室-2	⑯機械室
②受付	⑤診察室	⑧消毒コーナー	⑪トイレ	⑭消毒コーナー	
③キッズルーム	⑥カウンセリングルーム	⑨収納	⑫個室-1	⑮倉庫	

開業76年目

■診療機器
ユニット：ジーシーイオム
X線機器：アールエフCTパノラマ複合機
その他：マイクロスコープ（ツァイス）、口腔外バキューム（東京技研）、
クラスB滅菌器（ジーシー）

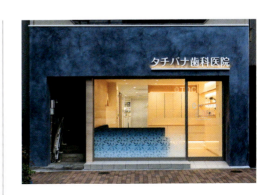

CASE 9　タチバナ歯科医院

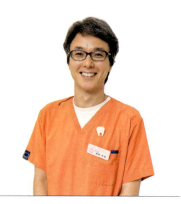

タチバナ歯科医院
院長　橘樹秀春

さまざまな方の協力により、「開かれた明るくて親しみを感じる」歯科医院に改装できました。

地域との関連性や永続性を加味したデザイン

　自宅兼用ビル2階の医院を1階部分へ移す決断をしたものの、本当に駐車場や居間を壊して医院を作ることが可能なのかわかりませんでした。計画実現のために複数のデザイン事務所や設計士とお会いしましたが、すべての方が施工可能と言ってくださったので安心できました。そのなかから、仕事やデザインに対する考え方に強い共感を感じたのが、雨谷さんでした。

　以前の医院は2階にあったため非常に視認性が悪く、外から院内がまったく見えませんでした。建物前を通る方も歯科医院があることに気づくことは少なかったと思います。改装によって「開かれた明るくて親しみを感じる」医院にしたい思いがあり、石や木などの天然素材を使ったやわらかい雰囲気のデザインを希望しました。しかし、漠然とした希望はあったものの、具体性はまったくありませんでした。そこを雨谷さんはきちんとヒアリングして抽象的な考えを具体的にしてくれただけでなく、地域との関連性や永続性という観点と融合したデザインを提案してくれました。

外観の変化により患者数が増加

　ユニット2台がリニューアル後は5台になったため、相応の患者数が得られるのか不安がありました。しかし、リニューアル直後から予想以上の患者さんが来院されています。その最も大きな要因は、「外観」の変化にあると考えています。看板や外観がよいのはもちろんですが、「開かれた明るくて親しみを感じる」コンセプトの実現のために、前面ガラスにフィルムなどを一切貼らず、外から院内が見通せるようにしました。実際に「中が見えるので入りやすい」と言われますし、院内のデザインや雰囲気を外から見れるようにしてよかったと思っています。リニューアル設計時から2期工事と称して旧医院があった2階部分に増床できるように計画しました。まさかたった3年で2期工事を行うとは予想しておらず、たいへんな面もありましたが、1期工事の際に雨谷さんが周到に設計しておいてくださったことで、計画どおりに2期工事が終了し、ユニットが合計7台となりました。

　実際の診療においても非常に使い勝手がよく快適で、問題や不満はありません。どちらの工事も期限の制約がなかったので、綿密に打ち合わせを行いしっかりと計画できたからだと思っています。

> 将来的な2階への拡張プランを同時提案
> 1階移転後わずか3年で2階への拡張も実現

　対象となる区画は奥に細長く伸びるリニアな形状であり、その中間付近に2階のスタッフルームに繋がる階段が存在します。区画の形状が単純な矩形であり、出入口や階段などの不動的制約も多かったため平面プランのバリエーションは少なく、ユニットを1列に配置しパーテーションで仕切ったシンプルなプランとなりました。デザインにおいては、下町浅草に相応しい「和」の要素を用いながらも、「和風」になり過ぎないデザインを心がけました。具体的には、日本古来のデザイン要素である「格子」を用いて日本特有の「曖昧さ」を表現したいと考えました。また、ユニット正面にある柱型の隠蔽を兼ね、ハンガー引き戸で仕切り、収納スペースを創出しました。製作家具はコストへの影響が大きいため、収納スペース内部は製作家具とせずに既製品の収納ラックなどにて自由に構成できるような、フレキシブルな設計としコストダウンを図りました。外装においては墨入りモルタルを採用し、墨がもつ特有の「斑（ムラ）」が街並みと調和しながらも独特の存在感を放っています。さらに、「地域に開かれた歯科医院」を訴求するため、ファサードのサッシは大きな1枚ガラスとし、院内が適度に覗えるようにしました。また、将来の拡張プランとして2Fへの増床プランを同時に提案させていただきました。

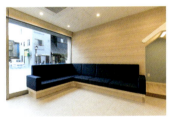
▲ファサードのサッシは大きな1枚ガラス

　その後、1階へ移転後わずか3年でその拡張計画を実施することとなり、2階に個室の診療室を2室設け、それぞれにユニットを設置し、現在では合計7台のユニットを有する新生タチバナ歯科医院として診療を行っています。

スタイル・エイチ・デザインワークス
雨谷祐之

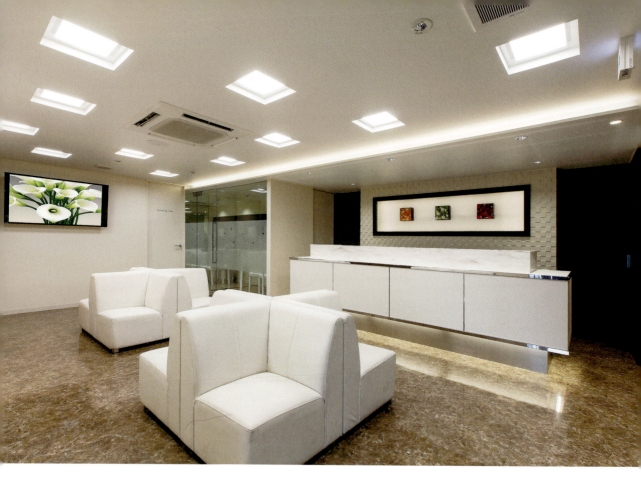

| 移転 |

CASE 10　アミーズ歯科クリニック（移転／近隣）

コンセプトは「歯科と美容の総合クリニック」

　開業後、患者さんが増加し、待合室が手狭になってきました。また、個室がなかったため、患者さんのプライベートの面で不足を感じていました。改装する場合は、そうした不満点を解消し、できるだけ患者さんにリラックスしていただける空間にしたいと考えていました。

　開業して8年目のころ、斜向かいにビルが建つお話をうかがい、1フロアを譲っていただけることになりました。そこで、自分が理想とする医院を構築するため、移転開業することにしました。

　「歯科と美容の総合クリニック」をコンセプトとする歯科医院に相応しいデザインを、雨谷さんとともに模索しました。　　　　　　　　　　（酒井暁美院長）

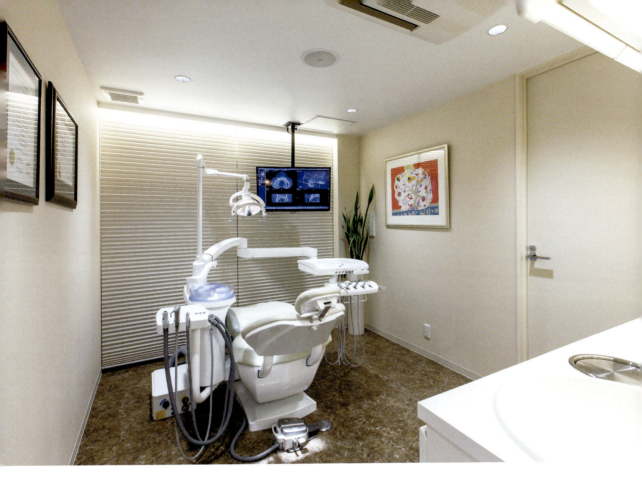

開業9年目

女性の女性による女性のための総合歯科クリニック

　このプロジェクトは、開業8年目に近隣へ移転した医院の事例です。移転前の医院は25坪のテナントにてユニット3台を設置し、診療をしていました。次第に患者さんが増えるとともにさまざまな不満を抱えるようになったため、近隣へ移転をすることとなりました。移転先となったのは、もともとの医院から約50m離れた場所に新築された鉄骨3階建ビルの2階です。1階には携帯電話ショップの入居が決定しており、3階は単身者向けのマンションです。2階は2区画のテナントとして設計されており、出入口もそれぞれに計画されていたため、自動ドアが2ヵ所存在しました。この2区画として計画されたテナントを、47坪の1つの区画とし「歯科と美容の総合クリニック」を構築するというのが本プロジェクトのメインテーマです。女性院長と女性スタッフのみで構成された医院であったため、女性ならではのきめ細やかさが感じられる、「女性の女性による女性のための総合歯科クリニック」を目指しました。

（雨谷祐之）

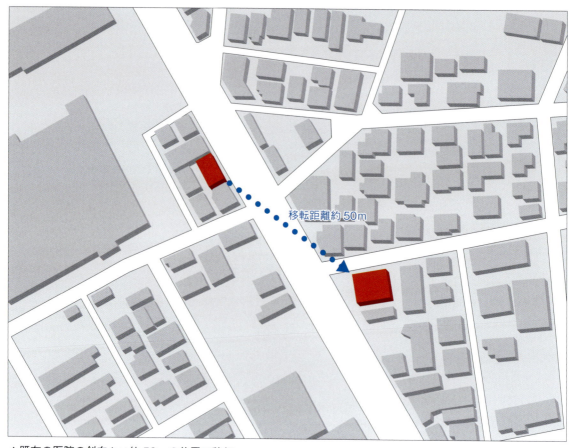

▲既存の医院の斜向かい約50mの位置に移転

■医院情報
名称：医療法人社団美優会　アミーズ歯科クリニック
名称（英語表記）：
Amie's Dental Clinic／Amie's Dental Design
代表者：酒井暁美
住所：千葉県千葉市稲毛区小仲台6-14-7　FYSⅡビル2F
診療時間：10：00〜13：00、14：30〜19：00（土曜は17：00まで）
休診日：木日祝
URL：http://www.amies-dental.com/
建物種別：テナント
スタッフ数：歯科医師4名、歯科衛生士5名、歯科助手2名、受付1名、事務1名
平均患者数（人／日）：約50名
診療科目：一般歯科、歯科口腔外科、小児歯科、矯正歯科

■改装情報
面積：
移転前；72.6㎡（22坪）
移転後；157.50㎡（47.60坪）
ユニット台数（MAX配管）：
移転前；3台（配管3台）
移転後；6台（配管6台）
開業年月：2005年11月
移転実施年月：2014年5月（開業8年目）
工事期間：2014年4月10日〜5月13日
休診した日数：2日（引越し期間）

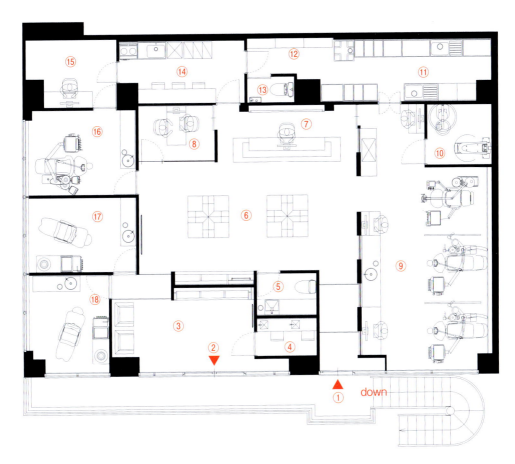

①入口	④パウダールーム	⑦受付	⑩X線室	⑬スタッフトイレ	⑯個室-1
②出口	⑤患者トイレ	⑧カウンセリングルーム	⑪消毒コーナー	⑭スタッフルーム	⑰個室-2
③ラウンジ	⑥待合室	⑨診察室	⑫カルテコーナー	⑮院長室	⑱個室-3

開業9年目

■診療機器
ユニット：ヨシダ4台、タカラベルモント2台
X線機器：デンタル（オサダ）、パノラマ・CT（ヨシダ）
その他：マイクロスコープ（ライカ）、サージテル、口腔外バキューム、レーザー、スポットケム、笑気、ホワイトニング機器、オイルライザー、超音波洗浄機、マウスピースプレス

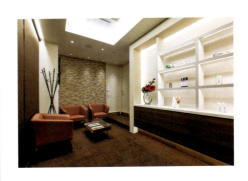

CASE 10　アミーズ歯科クリニック

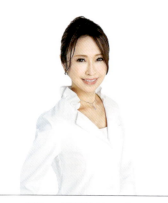

アミーズ歯科クリニック
院長　酒井暁美

女性の「あったらいいな」を実現する、歯科と美容が融合したクリニックを作りました。

待合室にこだわり、おもてなし感を演出

　新しい医院でこだわった点としては、診療室、オペ室、個室を、待合室によってセパレートすることでした。そのため、医院の中心に待合室をできるだけ広くとりました。そして、入口と出口を別々にして、別の出入り口から帰れるというプライベート感を意識した作りにしました。美容のために来られた方のためにパウダールームを完備し、カウンターバックにはクリニックのサインではなく、おもてなし感のあるドライフラワーを配置しました。

狙いどおりの動線に大満足

　狭い空間で効率よく動線を構築するために、できるだけシンプルなデザインにしたいと考えていました。実際にできあがった医院で診療すると、その狙いがしっかりと実現されていて、働いている側も楽しく気持ちよく動ける動線に満足しています。

歯科と美容の融合

　来院していただいた患者さんを、卓越したホスピタリティー＆先端の治療技術で魅了したい！　治療後の美しくなる感動と喜びを伝えたい！　真のリラゼーションを感じる快適空間を提供したい！
　そんな思いを追求して完成したのが、このスタイルです。
　一つのフロアーに歯科と美容が融合した、センセーショナルな仕上がりになったと思います。「歯科医院」＝「歯を治療するところ」という従来の概念ではなく、健康と美容が融合したサロンをコンセプトにしたクリニックを、これからも提案したいと思います。

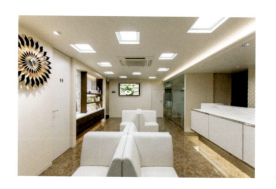

患者さんを優しく迎え入れてくれる
おもてなしの歯科クリニック

　このテナントの特徴は、先述のとおり2区画のテナントを1区画として使用するため、出入口（自動ドア）が2ヵ所にあるという点です。クライアントの要望として出されたことは、ユニット3台の一般診療室と、ユニット3台の個室診療室をベースに、「①待合室を可能なかぎり広く確保すること」、「②患者同士のプライベートに配慮したプランとすること」、「③おもてなしを感じる受付にすること」などが挙げられました。この要望に対して提案したプランは、とてもシンプルなものとなりました。待合室を中心に、正面に受付を配置、右側を一般診療室、左側を個室診療室としました。そして、受付の裏側に管理エリアを配置し、一般診療部と個室診療部を一括管理できるようにしたシンプルなプランです。

　そして、この医院のプランで最大の特徴といえるのが、入口と出口が別々であることです。入口から出口に至るまで、院内を一方通行で誘導することにより、患者さん同士の接触を最小限にしプライベート感を感じられるようにしました。このようなプランは、出入口が2ヵ所あるテナントでしか実現できないため、このテナントならではの特性を活かした提案ができたと思っています。また、個室診療室を利用する患者さんのためにラウンジを設け、パウダールームを併設し、ラグジュアリーな空間を演出できるようにしました。医院の中心に配した待合室は広めの設定とし、院内研修や勉強会にも利用できるように配慮しました。また、クリニックの顔ともいうべき受付の背面にディスプレイスペースを設け、季節に見合った演出を施せるようにし、不安を抱えて訪れる患者さんの心を優しく解きほぐし、温かく迎え入れる「おもてなし」を演出しました。また、天井の高さが低かったため、ガラス、鏡、間接照明を効果的に用いて、水平方向の拡がりを強調し、空間に拡がりと奥行きを与えるデザインとしました。

スタイル・エイチ・デザインワークス
雨谷祐之

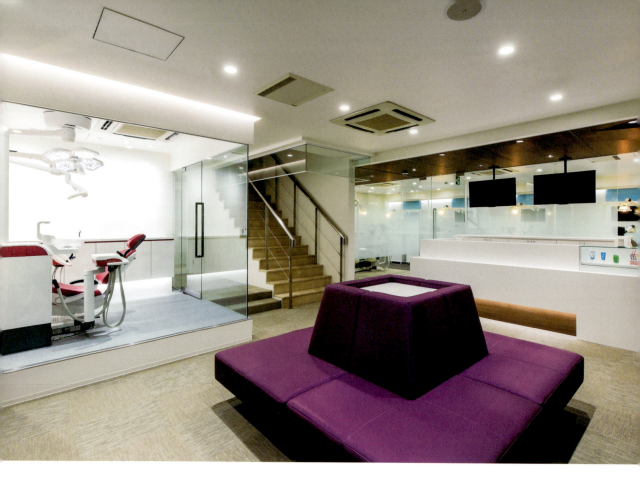

移転

CASE 11 梶が谷歯科医院（移転／近隣）

時間の経過とともに変化した診療スタイル

　開業から34年が経過した3年前に移転開業しました。開業時に抱いていた医院と現在の私の望む医院とでは臨床に対する考えも大きく変わってきました。当時はユニットを並べて治療するだけのスタイルでした。現在では時代背景も変わり歯科医師、患者さんが歯科医院に求めるものも大きく変わってきました。開業当時は満足していた医院にも粗が見えてきて、満足していたものも不満の塊のようになってきました。何度にもわたる改装も行ってはきましたが、移転開業のようには十分な満足感はありませんでした。実は十数年前より移転開業のことは検討してきたのですが、現在の開業地が住宅街のため、中々物件が見つからず悩んでおりました。今回たまたま近くで物件が見つかり予定していた規模よりずっと大きくなりますが、スケールメリットを生かした新たな次世代に向けた医院を作ろうという意気込みで移転開業を決めました。　　　　（梅本　寛院長）

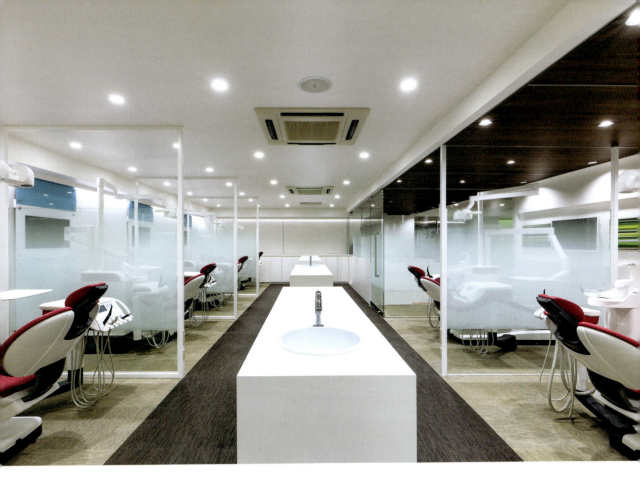

開業34年目

改装は時代の変化への対応

　このプロジェクトは開業34年目に近隣へ移転し、医院拡張を行った事例です。初めて医院を開業する際、誰しも希望に溢れたビジョンを抱きながら開業するはずです。しかし、時代が変わると医院を取り巻くさまざまな要素が変化してきます。それは次第にストレスとして現れ、改善したくなるものです。こちらの医院もこれまで何度かの改装を重ねてきましたが、枠組みが決まったなかでの改装では満足が得られず、移転を決意したそうです。こうした決断には非常に勇気が必要ですが、医院をステップアップさせていくためには不可欠な決断といえます。これが、時代の変化への対応です。また、クライアントは明確に言葉にすることはありませんでしたが、共に診療をするようになったご子息たちに対する未来への投資のようにも感じました。自分が現役であるうちに理想的な診療環境を構築し、次世代へ受け継いでいきたい。そんな親心を感じるプロジェクトとなりました。今後、このような次世代を意識した改装が増えるのではないでしょうか。

（雨谷祐之）

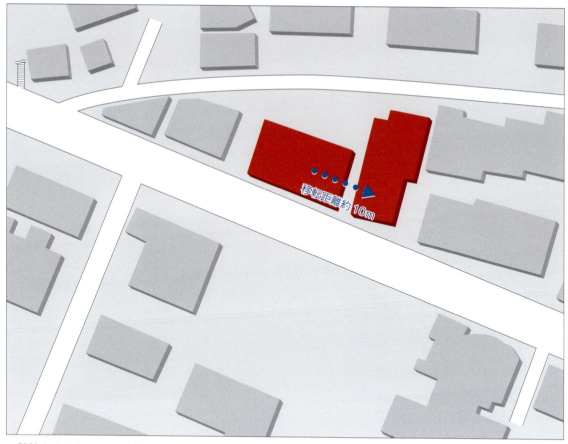

▲隣接するテナントへの移転

■医院情報
名称：医療法人社団帆美会　梶が谷歯科医院
名称（英語表記）：Kajigaya Dental Associates
代表者：梅本 寛
住所：神奈川県川崎市高津区末長1-45-28
診療時間：9：30～19：00
休診日：日、祝日
URL：http://www.kajigayashika.com/
建物種別：テナント（路面店）
スタッフ数：歯科医師2名、歯科衛生士2名、歯科助手8名、受付2名、事務1名、経理1名
診療科目：一般歯科、歯科口腔外科、小児歯科、矯正歯科、インプラント、審美歯科、レーザー治療

■移転情報
面積：
移転前；165㎡（50坪）
移転後；
【1F】180.57㎡（54.62坪）
【2F】114.30㎡（34.57坪）
合計：294.87㎡（89.35坪）
ユニット台数（MAX配管）：
移転前；8台
移転後；8台
開業年月：1982年4月
移転実施年月：2016年4月
工事期間：2016年2月29日～3月31日

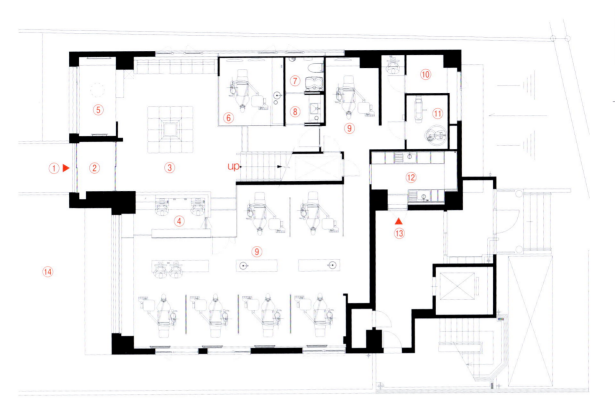

① 患者入口　　④ 受付　　　　　⑦ 患者トイレ　　⑩ 倉庫　　　　⑬ スタッフ入口
② 風除室　　　⑤ キッズコーナー　⑧ 洗口　　　　　⑪ X線室　　　⑭ 駐車場（ピロティ）
③ 待合室　　　⑥ 特診室　　　　⑨ 診察室　　　　⑫ 消毒コーナー

※ 2F（院長室、ドクタールーム、スタッフルーム、事務室など）

開業34年目

■診療機器
ユニット：シロナ8台
X線機器：デンタル（シロナ）、パノラマ、CT（シロナ）
その他：クラスB滅菌器（シロナ）、DACユニバーサル（シロナ）、無影灯（山田）、テレスコープ（サージテル）

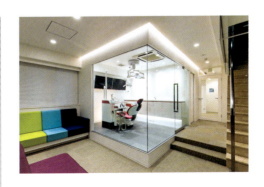

CASE 11　梶が谷歯科医院

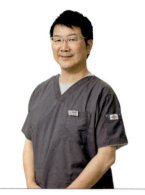

梶が谷歯科医院
院長　梅本 寛

妥協せずに、自身がイメージするスタイリッシュな医院に改装しました。

びっくりするほどスタイリッシュにしたい

　一生のうちで移転開業は何度も経験することではありません。
　私が新たな歯科医院に対し描いていたイメージは、現在通院してくださっている患者さんのみならず、新たな患者さんが連想する、いかにも病院という外観ではなく、歯科医院とは思えないスタイリッシュな外観をイメージしました。そこで、デザインは以前より移転開業の際はぜひお願いしようと決めていたスタイル・エイチ・デザインワークスの雨谷さんに依頼しました。そのスタイリッシュな外観・内装だけでなく歯科医師やスタッフが働きやすく機能面も十分に配慮した配置となっています。

階段にも驚きの仕掛け

　移転開業時には費用の面もあり、既存の医院で使用していたユニットを移し替えました。しかしながら十分な満足感は得られなかったため、ユニットをすべて最新モデルに替えました。これにより最高の治療環境が揃い満足しております。医院はアクセスにとても便利な道路に面した場所にあり、1階は診療室・オペ室になります。また、1階診療室中央の階段を上がった2階に院長室、歯科医師用休憩室、スタッフ用休憩室、事務室、大型バックヤードなどを備えてあります。

　待合室は当院のロゴカラーである紫色と、パリをイメージした色合いに仕上げてもらいました。入口前には4台の車用のパーキングエリアがあります。セットバックしているため雨の日でも濡れずに医院に入ることができます。

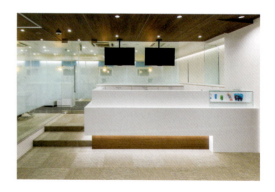

テナント中心に位置する階段を
どのように空間に馴染ませるか

移転先となったのはタイミングよく空室となった、医院隣の事務所ビルです。このテナントの特徴は、1階と2階のメゾネットタイプであることです。区画の中央付近に1階と2階を結ぶ階段が位置し、この階段をどのようにプランに取り込むかがポイントとなりました。当初から1階を診療ゾーン、2階を管理ゾーンという基本方針は決定していました。その基本方針のもと、クライアントとともにさまざまなプランを検討するなかで、一度は階段を撤去する案さえ考えたこともありました。最終的には階段を待合室に対して「見せる階段」として空間に取り込み、将来的に2階へユニットを増設し、診療ゾーンとして拡張できるプランとなりました。これまでネガティブ要素として扱ってきた階段をポジティブ要素に変換し、有効的にプランに取り込むことができたと思います。また、メインとなる診療室はユニット同士を背中合わせに並列配置し、その間にアイランド型のカウンターを配置し診療しやすい動線計画としました。さらに、受付と診療室を仕切る間仕切りにはガラスを採用し、プライバシーを確保しながら空間の繋がりをもたせ、開放感を感じられるようにしました。

私は医院をデザインする際にガラス用いることが多いのですが、その理由は空間を広く見せたいからです。とくに、患者さんが医院へ足を踏み入れた瞬間に目の前に拡がる映像を大切にしています。そうすることで、初めて訪れた方の心に空間を印象づけることが重要だと思っています。そして、入った瞬間に可能なかぎり視線を奥まで通すことによって、医院の大きさを感じるとともに、医院全体を把握でき、患者さんにとっても安心感に繋がると考えています。

スタイル・エイチ・デザインワークス
雨谷祐之

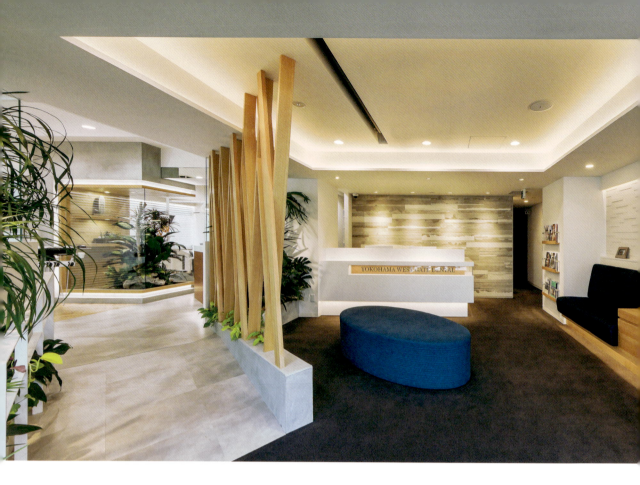

移転

CASE 12　横浜駅西口歯科（移転／近隣）

居抜き開業後、2年で拡張移転を決意

　移転前の医院は大学の先輩がやっている矯正歯科が拡張移転をする際に、旧医院のある場所で開業しないかと声をかけていただいたのをきっかけに、私の地元も近く、地の利もある場所でしたので、人と場所にご縁を感じて医院の内装を引き継ぎ開業いたしました。多少の改装はしましたが、居抜きで内装費を抑えられたのも早い時期に移転できた理由の一つです。開業後、順調に患者数が増えていき、勤務医も増え、ソフト面でも医院が成長していたので、ハード面もアップグレードしていかないとそれが原因で医院全体の成長をスローダウンさせてしまうのではないかと感じていました。移転に関して、周りからは早すぎるなど賛否両論ありましたが、進化し続ける医院でありたいと考え、2年目にして拡張移転に踏み切りました。新しい医院は、移転前の医院のイメージを引き継いで、患者さんとスタッフにとって気持ちのよい空間にしたいと思いましたので、移転前の医院の設計をされたスタイル・エイチ・デザインワークスに再度設計を依頼しました。

（大橋 豪院長）

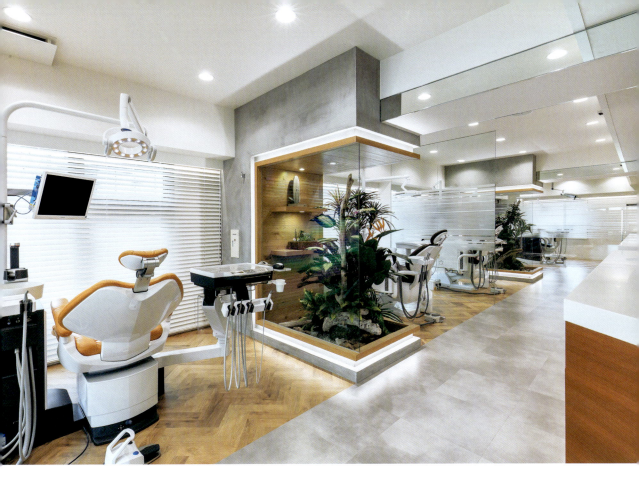

開業2年目

テナントのポテンシャルを最大限に引き出す

　この医院は、開業2年目に更なる進化を目指し近隣へ移転をした事例です。新規開業時も私が設計をさせていただきましたが、移転のご相談をいただいたのは開業からわずか1年後のことでした。初めの開業の際は、21坪の医院を譲り受け、ユニット3台での居抜き開業でした。スペース的にも非常にタイトな医院であったため、順調に患者さんが増え瞬く間に手狭になってしまったようです。移転先となったのは100m程離れたオフィスビルの4階です。隣に大きなタワーマンションが建設中であり、将来的にも希望がもてる立地であると感じました。テナントは事務所仕様で、3面採光の窓が多い開放的な区画です。ビルの管理が行き届いていたため、古い印象は受けませんでしたが、築年数が古かったため、天井の低さが気になりました。このような条件のなかで、物件の最大の特徴ともいえる開放的な窓を活かした医院をどのように構築するかが最初のテーマとなりました。　　　　　　　　　　　　　　　　　　（雨谷祐之）

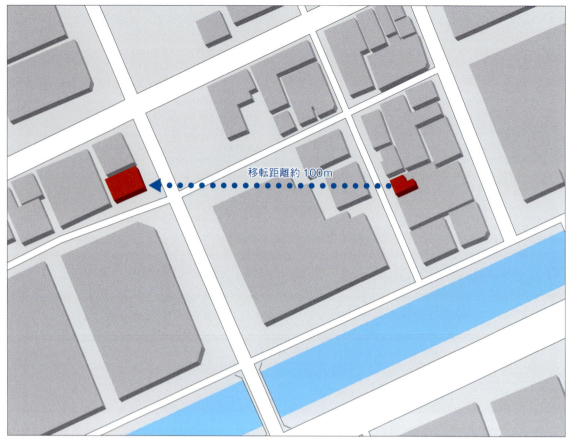

▲既存の医院から約100mの位置に移転

■医院情報
名称：横浜駅西口歯科
名称（英語表記）：Yokohama West Gate Dental
代表者：大橋 豪
住所：神奈川県横浜市西区北幸2丁目10番50号 北幸山田ビル4F
診療時間：10：00〜20：00（土日9：00〜18：30）
休診日：、祝日
URL：https://www.横浜駅西口歯科.com
建物種別：テナント（事務所ビル）
スタッフ数：歯科医師9名、歯科衛生士4名、歯科助手・受付10名
平均患者数（人／日）：約40名
診療科目：一般歯科、歯科口腔外科

■移転情報
面積：
移転前；58.34㎡（18坪）
移転後；153.17㎡（46.33坪）
ユニット台数（MAX配管）：
移転前；3台
移転後；7台（配管は8台）
開業年月：2016年4月
移転実施年月：2017年12月（開業2年目）
工事期間：2017年11月17日〜12月25日
休診した日数：4日間（引越し）＋5日間（年末年始を利用）

横浜駅西口歯科

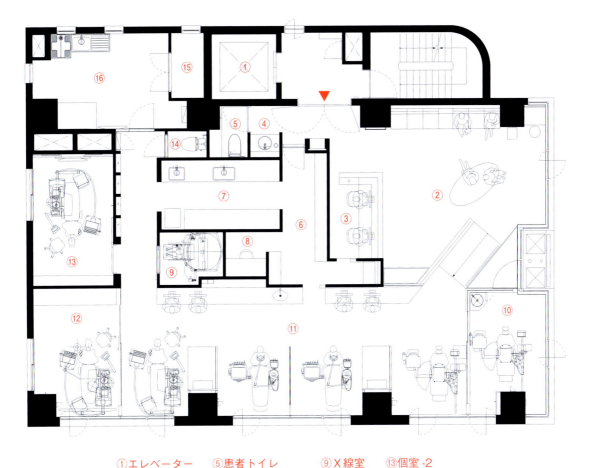

①エレベーター　⑤患者トイレ　⑨X線室　⑬個室-2
②待合室　⑥カルテコーナー　⑩個室-1　⑭スタッフトイレ
③受付　⑦消毒コーナー　⑪診察室　⑮機械室
④洗口　⑧院長室　⑫オペ室　⑯スタッフルーム

開業2年目

■診療機器
ユニット：タカラベルモント2台、ヨシダ2台、カボ2台（合計6台）
X線機器：デンタル・パノラマ・CT（アールエフ）

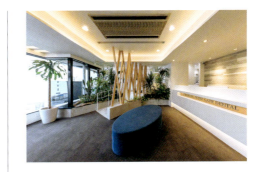

第2章　改装事例紹介

CASE 12 横浜駅西口歯科

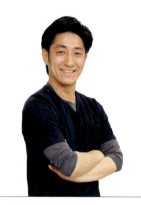

横浜駅西口歯科
院長　大橋　豪

> 移転成功のキーポイントは、自分の想いを具体的な形にしてくれるよいデザイナーに出会えたことだと思います。

低い天井のテナントで開放感を出すための工夫

　移転先のテナントはビルの4階にあり、通り側の壁2面全体が大きな窓で、施工前の印象は開放的で気持ちのよい空間でしたのでそれを生かしたいと思いました。患者さんが来院してすぐにリラックスできるように、待合室は広めにとり、視覚的にもリラックスできるように「小さいジャングル」をイメージした植栽を配置しました。待合室から診療室に向かうスロープと、そこに作った柱の造作、植栽は、診療室のなかは見えにくいものの、それ以外は向こう側まで抜けて広く見えるように見え加減を工夫してあります。

　診療室に入ると、ユニットごとの間仕切りはガラスもしくは植栽のディスプレイを用いて患者さん同士のプライバシーは確保しながらも、空間の繋がりは保つようにしました。廊下も奥行きを感じられるように、吊り棚と作業台が廊下の奥まで直線的になるようにしました。苦労したのは、できるだけ天井を高くしたかったのですが、事務所ビルだったため天井が低く、排水のための床上げ量との兼ね合いが難しかった点です。解決策として、ポンプを使って床上げ量を減らし、梁で天井高が低いところは鏡を使って目立たないように工夫しました。

ソフト・ハード両面でアップグレード

　移転前の医院の内装もよかったのですが、やはり移転後の医院のほうが機能性、格好よさともにアップグレードしています。ユニットが増え、スタッフの動線が広くなり、スペースのゆとりが出たぶん、いままでよりもスムーズに診療が回るようになり、診療する側にも心のゆとりが出てきています。開放的な空間、インテリア細部へのこだわり、植栽のために多めにとったディスプレイスペースなど、「患者、スタッフ、自分」の全員が心地よいと感じられる空間になったと思います。反省点をしいて挙げると、天井高の制限で理想的なエアコンの配置ができなかったので、そこを改善できればよりよかったです。移転後も医院全体として着実に成長してきていて、ソフト面の成長に合わせて効果的なハード面のアップグレードができたと実感しています。また、今後のユニットの増設、医療機器の追加を考えたスペースを確保しており、拡張性をもたせています。

明るく開放的な緑あふれる歯科医院
幾何学的な森を再現する

　この医院を設計するにあたり最も頭を悩ませたのが、天井高さでした。天井高さを確保するためには、①床上げ寸法を抑える、②天井高さを上げる、この両方を検討する必要があります。①の床上げ寸法を抑えるための工夫としては、排水距離が長くなる部分は排水勾配の関係で床上げが高くなるため、部分的にポンプを採用し、床上げの寸法を抑えました。また、それでも天井高さが十分に確保できない部分については、クライアントと協議をし部分的に床を下げ天井高さを確保しました。これは私も初めてのケースです。また、②の天井高さを上げる工夫としては、空調機の設置場所を工夫し、可能なかぎり天井高さを確保しています。そうすることにより、床上げをしても床を上げる前と同等の天井高さを確保することができました。平面プランとしては開放的な窓を活かすため、窓がある外周部に患者ゾーンである待合室と診察室を配置し、患者さんに良好な環境を提供したいと考えました。

　また、テナントにて歯科医院を設計する際に頭を抱えてしまう要素に、「柱」があります。プランニングをしていると、「柱が邪魔だな」とか、「柱がなかったらな」などと思うことが多々あります。今回も同様でした。そんなネガティブ要素として考えてしまう柱の存在を、デザインとして上手に空間に取り込みたいと思いました。そんなことを思いながらクライアントと設計の打合せを進めて行くなかで、「緑あふれる歯科医院」というテーマが浮上し、待合室と診察室を植物で仕切るという提案をさせていただきました。さらに、診察室の柱のスペースを利用し、緑のディスプレイを施したパーテーションを提案し、実現させました。診療空間に植物を置くことは衛生的な観点で問題があると考え、人工植物を採用し、待合室はすべて自然植物を採用しました。また、待合室のスペースを最大限に活用する提案として、天井収納式電動スクリーンを設置し、院内勉強会や研修などの利用できるようにしました。

スタイル・エイチ・デザインワークス
雨谷祐之

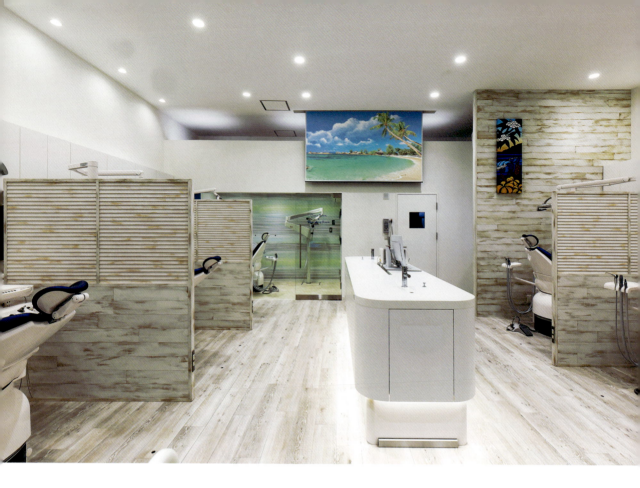

分院

CASE 13 湘南平塚ファースト歯科（分院展開）

6軒目の分院は湘南らしい歯科医院に

　当院は、私が理事長を務める医療法人社団の6軒目の歯科医院です。学生時代にお世話になっていた歯科医院が何軒も展開しているところでしたので、さまざまな先生や、沢山の人が出入りする医院というものを身近に感じていました。また、こうした医院が私のライフスタイルや好みに合っているという思いもあり、初めての開業のころから複数の医院展開をめざしていました。

　「ららぽーと湘南平塚」で開業した理由は、物件的にも問題がなく、これだけの大型施設でいかに歯科としての役割を果たせるか、挑戦する意味合いがありました。

　また個人的に海とサッカーが好きなので、海の近くで口腔内のサポートをしつつ、プロサッカーチームの湘南ベルマーレをスポンサードする、地域密着の医院を作りたいという思いがありました。　　　　　（北條 泰理事長）

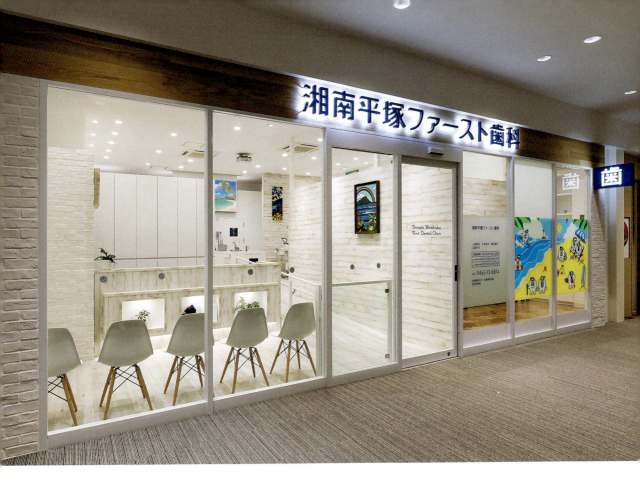

商業施設内に「湘南らしい潮風を感じる」歯科医院を創る

　このプロジェクトは、5医院を経営する医療法人社団の6医院目となる分院の事例です。場所は湘南エリアの平塚市にある大型商業施設「ららぽーと湘南平塚」内のテナント区画です。区画面積は約31坪あり、天井が高いことが特徴といえます。クライアントの要望は、湘南らしい潮風を感じられるような、ユニット8台の歯科医院を開業することです。31坪でユニット8台というのは通常ではあり得ない設定といえます。さらに8台中1台は個室とし、マイクロスコープを設置して特診室とすること。また、カウンセリングルームを設けること、十分な収納スペースを設けることなど盛り沢山のご要望でしたが、それに追い打ちをかけたのが施設側の規定であるスロープの設置義務でした。設計当初、この面積のなかでこれらの条件をすべて満たすプランを設計する自信はありませんでしたが、クライアントとともに幾度となく設計の打合せを重ね、施設特性を活かした湘南らしい歯科医院を実現することができました。　　　　　（雨谷祐之）

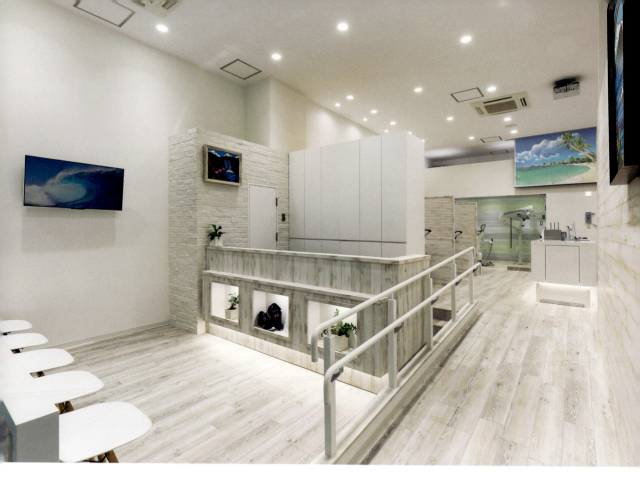

■医院情報
名称：医療法人社団泰進会　湘南平塚ファースト歯科
名称（英語表記）：Shonan Hiratsuka First Dental Clinic
代表者：北條 泰
住所：神奈川県平塚市天沼10-1 ららぽーと湘南平塚2F 22010
診療時間：10:00～13:00、14:30～19:30
休診日：なし
URL：http://hiratsuka-dental.net/
建物種別：大型商業施設（ららぽーと湘南平塚）
スタッフ数：歯科医師7名、歯科衛生士7名、歯科助手7名、受付専任2名（23名）
平均患者数（人／日）：約60～80名
診療科目：一般歯科、歯科口腔外科、矯正歯科、インプラント、予防歯科

■情報
面積：105.02m2（31.76坪）
ユニット台数（MAX配管）：8台
開業年月：2016年10月1日
工事期間：2016年6月20日～2018年7月29日

■診療機器
ユニット：シグノG20×8台
X線機器：オシリス3D一式
その他：マイクロ（プリマフロアスタンド）

湘南平塚ファースト歯科

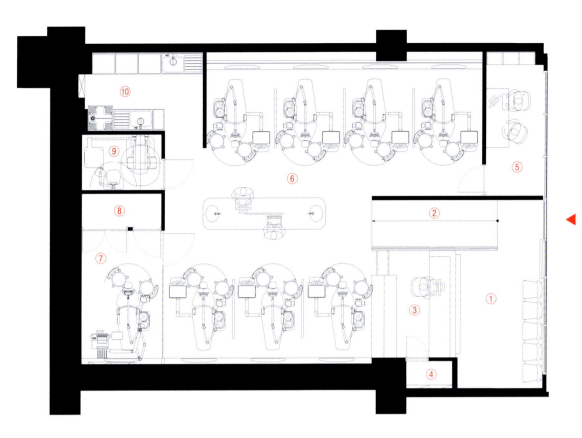

①待合室　　　　　　　⑥診療室
②スロープ　　　　　　⑦特診室
③受付　　　　　　　　⑧機械室
④倉庫　　　　　　　　⑨X線室
⑤カウンセリングルーム　⑩消毒コーナー　　※⑦〜⑩上部はロフト収納

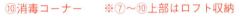

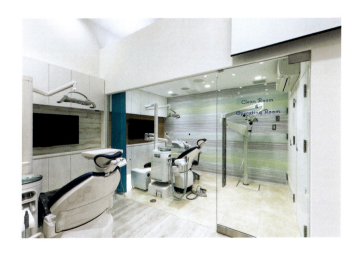

第2章　改装事例紹介　111

CASE 13 湘南平塚ファースト歯科

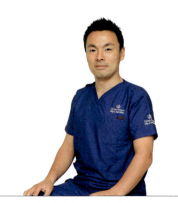

医療法人社団泰進会
理事長　北條 泰

> 湘南、海、爽やかをテーマに、素敵な歯科医院ができました。

患者さんが入りやすく、スタッフが働きやすい医院

　大型商業施設内ということもあり、かなりの来院数が見込める目処は、開業前から立っていました。そのため、なるべく多くのユニットとスタッフを揃えることがまずは必要だと考えていました。また、外部から見えるようにして、安心感を与えて、患者さんが入りやすい医院にすることも、当初から考えていました。スペース的に難しい部分もありましたが、自費診療を行う特診室やカウンセリングルームは必須でしたので、それらをクリアする設計を雨谷さんにお願いしました。爽やかで患者さんのプライベート空間をより充実したものにするとともに、従業員にとって働きやすい歯科医院にするべく、何度も打ち合わせを重ねて完成させました。

収納の問題

　収納の部分は、設計段階からかなり悩みました。収納が不足する事態は絶対に避けなければならないのですが、スペースに限りがあるので、そこが難しかったです。一応、施設内にスペースを借りることもできるのですが、非常に高額なため見送りました。うまく設計していただいたお陰で、収納に不足は感じていません。

働きやすさを実感

　スタッフからも評判がよく、私自身も働きやすいと感じています。診療室の中央にあるアイランドカウンターに洗い場やPCが集中しているので、スムーズに業務ができます。限られたスペースのなかで盛り沢山の要望を出しましたが、雨谷さんはスタッフの働きやすさと歯科によいイメージのない方への配慮も的確に反映させてくれました。お陰でとても素敵な医院になりました。ありがとうございます。

大型商業施設の特性を活かし
31坪でユニット8台を実現

この医院の最大の特徴は、設置したユニット台数といえます。先述のとおり、31坪の中にユニット8台を設置しています。これを可能にした最大の要因は、施設特性を最大限に活かしたことにあります。このような大型商業施設は共用トイレが存在し、医院から非常に近い位置にあったため、患者さんもスタッフも共用トイレを使用することとしました。また、スタッフルームを設けずに施設の従業員用の休憩室を活用するようにしました。こういったことが可能なのは、大型商業施設ならではです。ユニットのレイアウトはユニット同士を背中合わせになるように並列に配置し、その真ん中にアイランドカウンターを設置しています。

このアイランドカウンターがドクターステーションともいうべき診療コアとなり、レセプトの入力やX線画像のチェックを行うスペースとなっています。また、天井の高さを活かした収納を随所に設けました。特診室、機械室、消毒コーナーは天井の高さを抑え、その上部にロフトスペースを設けて収納スペースとして活用しています。このように施設特性である「共用部」、「天井の高さ」の2点が、今回のプロジェクトのポイントになったと思います。デザインとしましては「湘南」をイメージし、涼しげな潮風が感じられる清潔感のある空間を目指しました。具体的には天然木に白いエイジング塗装を施しています。さらに湘南らしさを演出するために、高い天井に電動スクリーンを設置して海の映像を流し、五感への訴求を試みました。また、受付カウンターにはクライアントの希望により、スポーツ選手のグッズなどが飾れるディスプレイスペースを設け、湘南らしいスタイルをもったクリニックとなりました。

スタイル・エイチ・デザインワークス
雨谷祐之

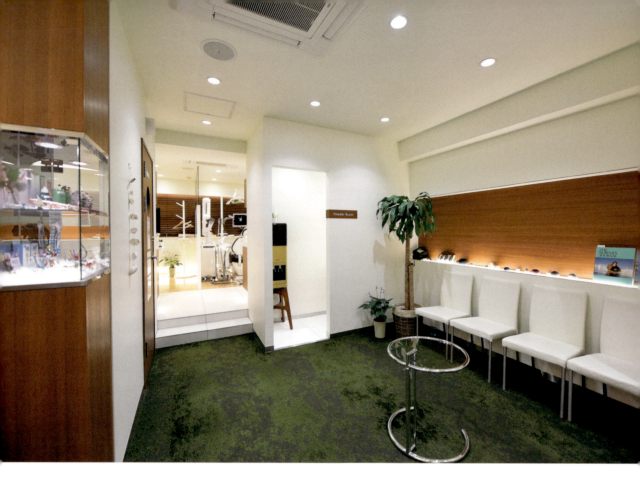

BEFORE

CASE 14 横浜いわき歯科（第三者承継／居抜き開業）

3代に渡り受け継がれてきた歯科医院

　大学の同級生がこの場所で開業していたのですが、手狭になり移転するということで場所を譲り受け、新規開業しました。実はその同級生も大学の先輩からの居抜き開業だったため、当院はこの場所で開業する3代目の歯科医院となりました。先代、先々代の医院は徒歩数分圏内に近接していますが、各々の専門分野が異なる（初代は矯正、2代目は口腔外科、当院は補綴）ので、症例に応じてお互いに患者さんを紹介できるよい関係を築いています。

　医院は最初の開業から約6年が経過しているにもかかわらず、改装前でもかなりきれいな状態でした。これは本格志向の初代が内装に高級素材を選択してくれていたうえに、代々メンテナンスがきちんと行われてきた結果だと思われます。改装にあたってのコンセプトは、「ドイツ」＋「モダン」でした。これは自身にドイツ留学経験があり、ドイツ製のCAD/CAMシステム（CEREC）を使った1 Day Treatmentを専門としていること、また横浜市が近代歯科医学発祥の地であることに由来します。

（岩城有希院長）

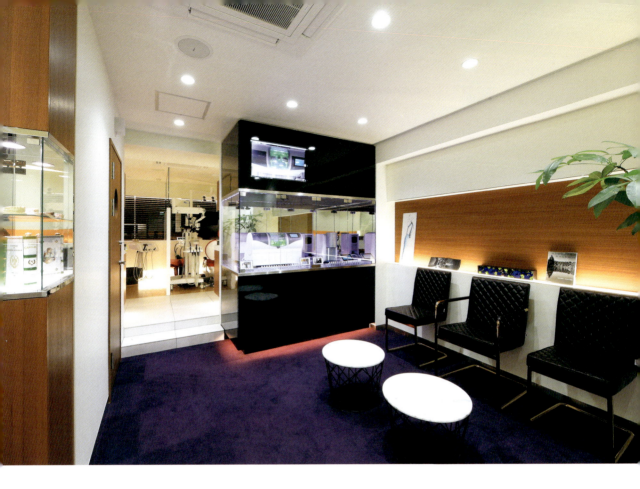

>>> AFTER

コンセプトごとに改装を重ねて引き継がれていく歯科医院

　このプロジェクトは、私が設計した医院が3代に渡って各々のコンセプトに基づいた改装を重ねながら引き継がれている、居抜き開業事例です。ことの始まりは2012年に矯正歯科を設計したことから始まります。この矯正歯科は、21坪にユニット2台とカウンセリングルームをメインとしたシンプルなプランでした。その矯正歯科が増患し手狭になったため、移転することになりました。その医院を引き継いだのが、2代目となる口腔外科を得意とする先生でした。その先生はカウンセリングルームにユニット1台を増設し、合計3台の医院を2016年に開業しました。するとこの医院も順調に患者が増え手狭となってしまい、移転をすることとなりました。その医院を引継いだのが、今回3代目となるCAD/CAMを得意とする岩城先生です。カウンセリングルームを復活させ、ユニット2台のCAD/CAMを売りとした医院を2018年に開業しました。このように初代、2代目、3代目と、各々の特色あるコンセプトに基づいたカスタマイズを重ねながら承継されている興味深い事例です。　　　　　　　　（雨谷祐之）

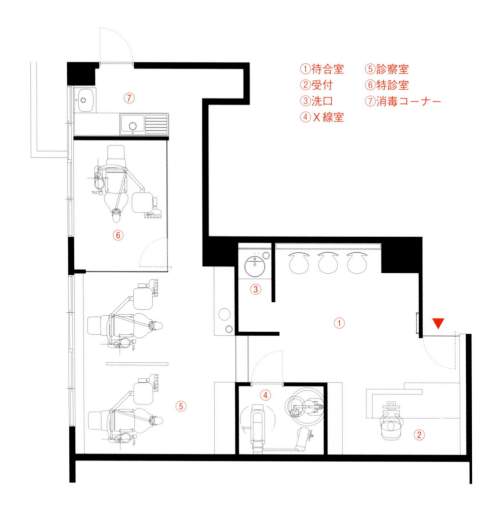

①待合室　⑤診察室
②受付　　⑥特診室
③洗口　　⑦消毒コーナー
④X線室

BEFORE

■医院情報
名称：横浜いわき歯科
名称（英語表記）：Yokohama Iwaki Dental Office
代表者：岩城有希
住所：神奈川県横浜市西区北幸2-1-22　ナガオカビル6F
診療時間：平日10:00-20:00、土曜9:00-17:00
休診日：日曜・祝日
URL：http://www.dentist-yokohama.jp/
建物種別：テナント（事務所ビル）
スタッフ数：歯科医師3名（非常勤2名）、歯科衛生士1名、歯科助手6名
平均患者数（人/日）：約18名
診療科目：一般歯科、歯科口腔外科、小児歯科、矯正歯科

■情報
面積：
改装前；69.74㎡（21.1坪）
改装後；69.74㎡（21.1坪）
ユニット台数（MAX配管）：
改装前；3台（配管3台）
改装後；2台（配管3台）
開業年月：2018年2月
改装実施年月：2018年1月
工事期間：2018年1月8日〜1月16日
休診した日数：なし

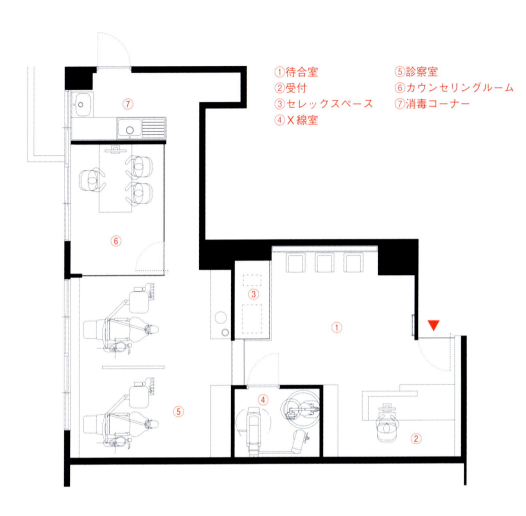

①待合室　　　　　⑤診察室
②受付　　　　　　⑥カウンセリングルーム
③セレックスペース　⑦消毒コーナー
④X線室

>>> AFTER

■診療機器
ユニット：シロナ2台
X線機器：デンタル（シロナ）、パノラマ・CT（シロナ）
その他：セレック（シロナ）、クラスB滅菌器2台（シロナ）、マイクロスコープ（ブライトビジョン）

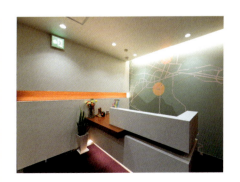

CASE 14　横浜いわき歯科

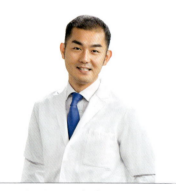

横浜いわき歯科
院長　岩城有希

> 自分の意図するところをすべて汲んでくれた設計に、たいへん感謝しています。

自身のバックグラウンドや専門分野をデザインに反映

　激戦区での開業のため、内装から院内の小物に至るまで、一貫したコンセプトに基づいて選別し、自院をブランディングしていく必要がありました。しかし、高額なCAD/CAMを開業時から導入するため、全面改装は費用面で現実的ではありませんでした。そこで、大幅な改装は受付と待合室に絞って行い、診療室はほぼそのまま使用する方針としました。また、ユニット数は2台とし、空いたスペースはコンサルテーションルームとして利用しました。改装を考えるうえで問題となったのが、ミリングマシンとファーネスの設置場所です。患者さんからよく見えて、かつ、ミリング時の騒音を抑えることを考えると、既存の待合室での設置は困難でした。そこで、洗口コーナーを廃止して、専用のキャビネットを新設しました。黒を基調としたキャビネットに合わせ、待合室の絨毯は紫色にし、ドイツ製の家具はシックな色調で統一しました。待合室全体が無機質で冷たい印象になることを避けるため、受付の壁紙は緑を基調にし、デザインは留学時に住んでいたフライブルクの地図を元に製作を依頼しました。

機能的かつ医院のブランド力をより高める仕上がり

　キャビネットは存在感があり、鏡面加工の黒の化粧板と効果的に配置されたLEDライトとの相乗効果で、「モダン」というコンセプトを体現した仕上がりになりました。中段にはミリングマシンとファーネスが余裕をもって設置されているため、診療時も使用しやすく、上部に防音材を併設することでミリング時の音をかなり抑制できています。上段と下段は収納スペースになっており、元々テナント面積が狭いため、かなり重宝しています。また、上段のディスプレイではミリングマシン上に設置されたwebカメラを通じて加工工程をリアルタイムで表示可能であり、患者さんへの訴求力も高いです。

　難点を挙げるなら、キャビネットと絨毯の汚れが目立ちやすいことです。とくにキャビネット中段のヘアライン加工ステンレスは清掃が難しいです。また、スタイリッシュな反面、無機質な印象が強くなるため、待合室に生花を多く配置するなどの工夫が必要です。

　ただし、これらの点を差し引いてもイメージどおりの改装にとても満足しています。スタッフや患者さんからの評価も高く、医院のブランドイメージを構成するうえで重要な要素となっています。

Inspired by CEREC
診療機器から触発されたデザイン

　この医院のメインテーマは、いかにセレックを効果的に魅せるかということでした。これまで待合室などにセレックが置かれた医院を沢山見てきましたが、それらは疑問を感じるものが多かったです。

　まずは21坪という決して広いとはいえないスペースのなかで、どこにセレックのスペースを設けるかが悩ましい部分でしたが、私自身が設計している医院であったためその判断に迷うことはなく、洗口コーナーの部分しかないと思いました。なぜならこのビルには非常にきれいな共用トイレがあり、元々院内にトイレを設けていなかったため、洗口コーナーも共用部分を利用してもらうことが可能だと判断したからです。畳1帖程度の洗口コーナー部分にCAD/CAMという、ある意味業界の最先端テクノロジーを駆使したマシーンをどのように設置するか？　私たちは既成概念をフラットにし、改めてセレックの効果的な見せ方を探るため、メーカーであるデンツプライシロナ社のショールームを訪れ手法を探りました。そのうえで、デジタルらしい未来を感じるデザインを目指しました。また、収納を増やしたいとの要望もあり、最終的には上下3段に分割されたBOXの中間段をガラスケースとし、セレックとファーネスを配置しました。正面と左側面はガラス張りとし、背面と右側面を鏡面仕上げとして透明感を演出しました。その透明感のあるガラスケースに、1,600万色の発光が可能なLED照明を仕込みました。この照明は多くのスマートフォンアプリが提供されており、照明の色を自由に変更することが可能です。また、セレックは意外と音が発生します。騒音対策として、ケース上部に吸音材を施しました。また、実際にブロックを削る部分は非常に小さいため、その部分をカメラで撮影し、拡大映像をモニターで映し出す提案をさていただきました。これまでに見たことのない、最先端マシーンに相応しいシンプルで未来的なデザインとなりました。

スタイル・エイチ・デザインワークス
雨谷祐之

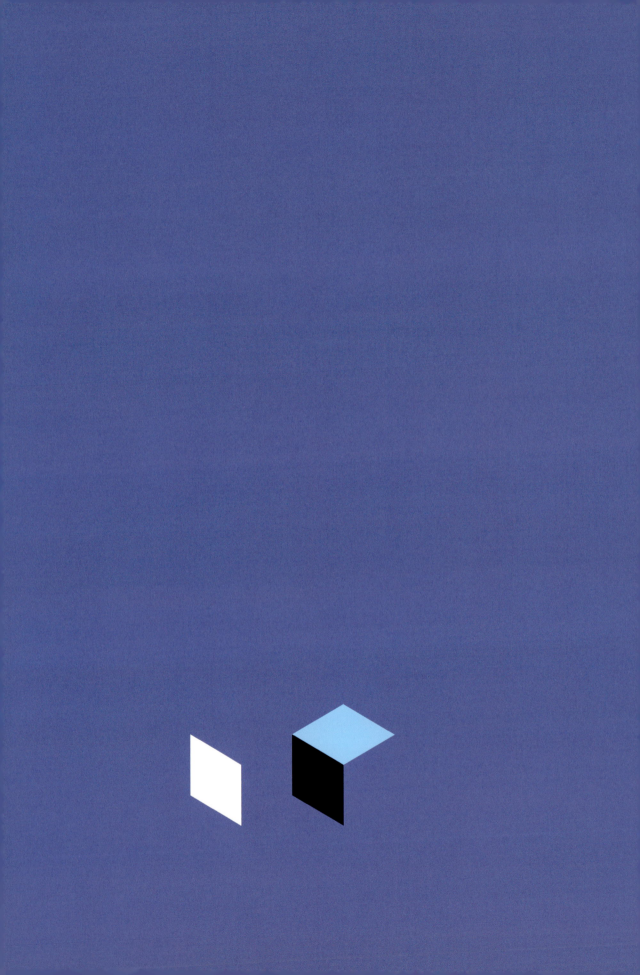

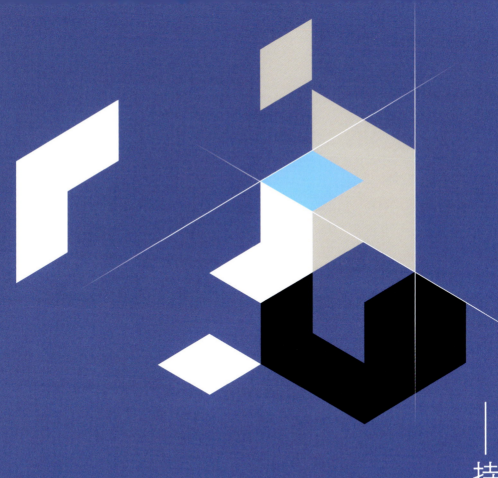

第3章 効果的な改装のために ── 持続可能な歯科医院のススメ

◆改装を成功させるために

改装を決意した方は、次のどちらかの場合がほとんどです。

①何等かの問題や不満などを抱えている方（ネガティブ要因）
②拡張や設備投資など希望を抱えている方（ポジティブ要因）

きっかけはどちらの要因だとしても、改装というものはワクワクする行為であり、夢が膨らむことでしょう。しかし、現実にはさまざまな問題をクリアしなければなりません。これまで沢山の歯科医院の改装にかかわってきましたが、その問題は共通していることが多いです。

本章ではそうした部分について解説し、対策についてまとめてみました。

◉何事も時間とお金がつきまとう

何をするにも「お金」と「時間」が関係し、無視することはできません。新規開業の先生と、改装希望の先生を比較すると、前者は比較的時間に余裕はあるものの、お金に余裕がない傾向があります。正確にはお金に余裕がないというよりも、初めての開業に対して不安が大きく、少しでも運転資金を確保しておきたいと思う気持ちから、内装にかかわるイニシャルコストを可能なかぎり抑えたいと考えるからだと思います。

一方、改装希望の方々は患者さんが沢山来院しているため改装を検討するケースがほとんどですので、お金の部分は比較的余裕があるものの、時間的な制約が厳しい傾向があります。これはどういうことかというと、改装の場合、既に開業し診療を行っている歯科医師の方々ですから、改装工事中は休診を余儀なくされる可能性が高いからです。休診は歯科医院にとって減収を意味するため、誰しも最小限にしたいと思うでしょう。そのため、みなさん短期間での改装工事を望み、非常にタイトな時間的制約のなかで実施する傾向があります。

● **要望と時間のミスマッチ**

　改装は自分の理想とする診療空間への夢が膨らみ、非常にワクワクするプロジェクトです。しかし、夢が膨らみすぎて、盛り沢山の内容になってしまうことが多々あります。当然ですが、工事の内容はお金（工事費）と時間（工期）に直結します。クライアントの要望をうかがい、その内容をもとに見積りがなされ工程計画を検討し、工事費と工期が決定されます。しかしながら、クライアントの要望に基づいて検討された工期をお伝えすると、「そんなに日数がかかるんだ!?」、「そんなには休診できないな……」という言葉が返ってくる場合がほとんどです。つまり、やりたいこと（要望＝工事内容）と時間（工期）がマッチングしないことがほとんどです。

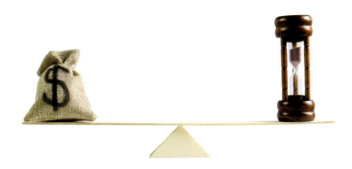

● **内容ありきか、休診日数ありきか**

　たとえば、クライアントの要望をすべて実現しようとすると、工期に3週間が必要になるとしましょう。その間、あなたは休診できますか？　ほとんどの先生方は「そんなには休めないな……」と答えるでしょう。では、逆に何日なら休診できますか？　というお話しになります。すると、「1週間から最大でも10日かな」という回答が非常に多いです。「頑張って2週間、それ以上は無理」と続く場合も多いです。よって、現実的な改装の期間、つまり休診期間としては、7～10日間ということになります。これは内容ありきの発想でなく、日数ありきの発想ですから、要望をすべて実現するのは不可能ということになります。ですから、現実的な時間的制約となる7～10日間でできることを行うということになるのです。そのためには、やりたいこと、つまり要望に優先順位をつけて、内容を吟味する必要があります。

● 長期休診できないが、要望をすべて実現したい場合

　長期休診はできないけれど、何としてでも実現したいと思う方もいるかと思います。そんなときは、改装工事を一度の工事で完成させるのではなく、何度かに分散して実施する「分割工事」も選択肢として検討します。

◉ １ヵ月の休診はできないが、全面改装したい場合

　たとえば、30坪の医院を全面改装するとします。全面改装ですから、現在の内装をすべて壊し、スケルトン状態にしてから新しい内装を作っていきます。そのため、新規開業とほとんど同じ工事期間がかかります。つまり１ヵ月前後の休診期間が伴うということです。しかし、歯科医院を１ヵ月前後休診するというのは、非常にリスキーであり勇気が必要です。このような場合は、工事を２回に分けて実施することも可能です。一度で実施するなら４週間かかる工事を、２週間ずつ２回に分けて実施します。

　たとえば、１回目の工事を当年のお盆休みに行い、２回目の工事を来年のゴールデンウィークに実施するようなイメージです。こうすることにより、丸々１ヵ月休診した場合のリスクを分散させることができます。

【工事を１回で実施した場合（連続休診28日）】

工事期間（４週間）	診療

【工事を２回に分割して実施した場合（連続休診14日×２回）】

工事期間（２週間）	診療	工事期間（２週間）

▲改装の時間的な選択肢パターン

●改装計画のポイントは工程計画

このように、改装計画は休診計画ともいえ、それは工程計画と言い換えられます。つまり、改装のポイントは工程計画にあるということです。工程計画とはどのような段取り（手順）でどのように工事を行うかという、診療にたとえるならば治療計画のようなものです。限られた時間（期間）のなかで確実に工事を行うためには、綿密な工程計画が必要なのです。「段取り八分」という言葉があります。備えあれば憂いなしということです。

以下に、改装工事を行うタイミングのパターンについて解説します。

①イベント休診工事

ここでいうイベントとは、医院の年間スケジュールに組み込まれた対外的な休診日を指します。つまり、ゴールデンウィークや夏休み、または社員旅行などです。たとえば、社員旅行の3日間で医院の改装工事を行ったとします。この場合、休診とはいっても当初から年間計画であった社員旅行を利用しているため、経営的な収支の影響、つまり診療報酬の増減はありません。また、工事費については完全休診中に工事を行うため、割高になることもありません。

②イベント休診＋α工事

先述のような社員旅行の3日間を利用して改装工事を計画した場合で、工事期間が5日間かかるとします。その場合、「社員旅行＋2日」の工事期間ということになります。この2日間は元々、年間スケジュールでは診療する予定でしたので、診療報酬としては2日分のマイナス、つまり減収になります。この場合も、工事期間のすべてを休診するのであれば工事の施工も問題なくでき、工事費も割高になることはありません。

③仮設診療工事

第1章にて改装の選択肢のパターンを紹介しました。そのなかに、仮設診療をしながら改装工事を行うパターンがあったと思います。たとえば、第2章で紹介しましたパステル歯科医院（p.72）の場合、既存の医院のユニット5台で診療しながら、増床部分の工事を先行して行いました。その後増床部分の工事が完了したら、その増床部分にユニット2台を移設し、仮設診療を行いながら既存医院部分の改装工事を行いました。そうすることにより、休診をせずに、増床＋改装工事を実現することができました。ただし仮設診療時はもともとユニット5台に対して2台での仮設診療となるため、診療報酬の増減はマイナス3台分の減

収となります。また、このように一度に工事を行うのではなく、半分ずつ段階的に行うような場合は、工程計画に工夫が求められ、手間と時間がかかるため、工事費も1回で行う場合と比較すると割高になります。つまり診療報酬と工事費との兼ね合いで判断するのがポイントとなります。

④夜間工事（無休診）

これは休診をまったくせずに改装工事を行うパターンで、診療後の夜間を利用して工事を行います。昼間は通常どおりに診療を行い、診療終了後の夜間に改装工事を繰り返し実施します。このパターンはすべての改装工事で採用できるものではなく、工事の内容に依存しますので、施工業者とともに綿密な工程計画が必要となります。また、夜間工事後、次の朝からは通常どおりに診療ができる状態に復旧しなければならないため、工事の効率という面ではパフォーマンスが悪く、通常の工事よりも工事費は割高になります。しかし、診療報酬への影響がまったくなく改装工事を行うことが大きなメリットといえます。

実施パターン	診療報酬	工事費
①イベント休診工事	影響なし	影響なし
②イベント休診＋α工事	減少	影響なし
③仮設診療工事	減少	割高
④夜間工事（無休診）	影響なし	割高

▲工事実施のタイミングのパターンとその影響

◆改装工事の難しさ

　改装工事は医院をゼロから作り上げる新規開業と違い、既存の設備など諸々の制約のもとで工事を実施しなければなりません。いざ工事が始まり、床を壊してみたら予想外の配管や問題が見つかったなどということが、たびたびに起こります。このような出来事は、限られた期間で工事を行う改装工事の場合非常に大きな影響を与えます。そこで、このような事態を起こさないためのポイントを押さえておきましょう。

●施工業者の協力が必須

　先述のような予期せぬ事態を避けるための第1のポイントは、事前調査です。設計段階からしっかりとした事前調査を行い、可能なかぎりの前情報を収集しておく必要があります。そうすることによって、予想外の事態を減らし、憶測に頼らない正確な工程計画が可能になります。綿密な工程計画は、改装工事成功の最も重要なポイントであり、工事施工業者の範疇となるため、なるべく早い段階から工事施工業者を交えてプロジェクトを進めることがポイントとなります。

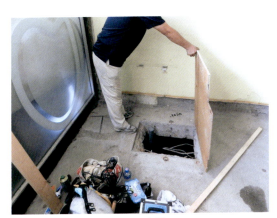

▲予想外の開口が出てきた事例

●開業時の竣工図、工事写真の有無の影響が大きい

　みなさんの医院には、開業時の竣工図は残っているでしょうか？　そもそも竣工図とはどのようなものなのでしょうか？

　内装工事を行う際は、必ず設計図が必要となります。この設計図をもとに、施工業者が工事を行うわけですが、現場というのは生き物であり、設計図どおりには事が進みません。現場の状況に合わせて適切な判断をしながら、臨機応変な対応が必要とされるのです。そのため、工事契約当初の設計図と実際の現場に相違が発生します。これは当たり前のことなのです。ですから、工事段階で変更となった部分は、現場に則した内容に設計図を修正する必要があります。この設計図のことを「竣工図」と呼びます。最終的に完成した内容や仕様が表現された設計図のことです。ですから、竣工図を見れば、床下の配管仕様が何で、どのようなルートでどこに接続されているのかが把握できるのです。

　もし、竣工図がなかったら、床下の配管は床を壊してみなければわかりません。また、図面が残っていたとしても、工事契約時のもので現場での変更が反映されていない場合がよくあります。この場合、この図面はまったく当てになりません。なぜそのようなことが起こるのかというと、竣工図を作るという行為は非常に手間がかかり、面倒な作業であるからです。私の事務所では、開業時に未来の改装時のことを踏まえて正確な竣工図を残すことにこだわりをもち、提供し続けています。この大切さは初めて開業する歯科医師の方には理解できないかもしれませんが、数年後の改装の際に必ず気づくと確信しています。

　さらに、開業時の工事写真も、改装工事の際には重要な情報になります。工事中の写真が保管されていれば、床下の配管状況などが把握でき、改装時の工程計画の有効な情報になります。私の事務所では、工事中の現場へ行ったら最低100枚の記録写真を残すことを社内ルールとしています。この写真が、後々の何等かのトラブルや改装工事の際に必ず役に立つときが来るのです。

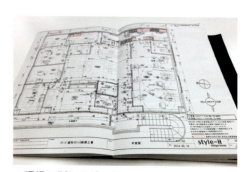

▲現場に則した竣工図

◉改装しやすい医院、改装しにくい医院

改装のデザインをしていると、「改装しやすい医院」と「改装しにくい医院」があることに気づきます。では、この2つの違いは何なのでしょうか?

「改装しにくい医院」は、基本的な動線計画がしっかりと設計されていないケースが多いです。今時こんな設計をする人がいるのか? と驚くほどです。動線の悪い医院は、日々の診療でストレスを感じているスタッフが多いです。つまり動線は、日々の診療に直結する重要な内容なのです。また、開業時において凝りに凝ったデザインの医院は、改装しにくいです。何となく想像できますよね?

私は開業当初はあまり作り込まずに、シンプルにデザインをまとめることをお勧めしています。そうすることにより、数年後の改装がしやすくなるからです。「改装しやすい医院」と「改装しにくい医院」とでは、改装時のコストにも大きな差が現れます。

◉改装しやすい医院の特徴

- ・シンプルな平面プラン
- ・スムーズな動線プラン
- ・開業時の竣工図および工事写真がある

◉改装しにくい医院の特徴

- ・複雑な平面プラン
- ・装飾が多い
- ・動きにくい動線プラン
- ・開業時の竣工図や工事写真がない
- ・設計図はあるが現状と違う

「改装しやすい医院」は工程計画も立てやすく、工事もしやすい傾向があります。一方、「改装しにくい医院」は工程計画が立てにくく、工事がしにくい傾向があります。

このことは、改装の時間(工期)と費用(工事費)に直結しますので、開業時にしっかりとした竣工図と工事写真を残すことが重要なのです。

◆改装計画は開業時に始まっている

　このように、改装は開業時の平面プランおよび記録情報に大きな影響を受けることがわかったかと思います。つまり、開業時において改装を見越したプランニングをしておくことが重要なのです。では、開業時においてどのようなことなことに注意をしてプランニングをすればよいのでしょうか？

◉知っておきたい空間構成の仕組み

　私が医院デザインをする際には、空間を構成する要素を「基本要素」と「演出要素」の2つに分けて考えます。基本要素とは、床、壁、天井、開口部の4つの要素を意味します。空間はこの4つの要素を組み合せて構成されています。対して、演出要素とは素材、色、香り、BGM（音楽）、照明、装飾などの要素を意味します。

要素	基本要素	演出要素
	床 壁 天井 開口部	素材 色 BGM 香り 照明

▲空間構成の仕組み

　第1章で述べたとおり、時代が変化すると経年劣化や流行の影響を受けます。基本要素はそれらの影響を受けにくく、演出要素はそれらの影響を受けやすい傾向があります。「あのころ、この素材が流行ってたよね」なんて会話が想像できるかと思います。

　「改装しよう！」となった際、演出要素は比較的容易に変更が可能です。たとえば、「今度の3連休に壁紙を貼り替えよう」、「床を張り替えよう」といった具合に変更が可能なのです。それに比べて基本要素の変更はそうはいきません。なぜかというと、「壊す」という解体工事が伴うからです。そして、これらは時間（工期）とお金（工事費）にリンクします。基本要素の変更は、「壊す」というマイナスの作業に時間とお金を費やし、さらに「作る」というプラスの作業にお金と時間を費やすため、時間も費用も演出要素の変更よりかかるのです。

◉構成要素変更時の時間（工期）とお金（工事費）の関係性

　繰り返しになりますが、基本要素の変更には時間（工期）とお金（工事費）がかかります。一方、演出要素は比較的容易に変更できます。

	基本要素	演出要素
要素	床 壁 天井 開口部	素材 色 BGM 香り 照明
経年変化や流行の影響	受けにくい	受けやすい
変更	困難	容易
工事費と工期	大	小

▲空間構成要素の変更と関係性

◉基本要素はシンプルに。演出要素は定期的に更新

　このそれぞれの要素の特性を活かし、私がお勧めする手法は、「基本要素を徹底的にシンプルに構成し、演出要素は時代の変化に見合った更新を重ねていく」ということです。基本要素である床、壁、天井、開口部の４要素を、開業時の平面プランにおいて徹底的にシンプルに構成し、流行や経年劣化の影響を確実に受けてしまう演出要素は定期的に更新することを前提にプランニングしておくということです。そうすることにより、改装時に最小限の時間（工期）とお金（工事費）で工事を実施することが可能となるのです。

　基本要素 ＝ 徹底的にシンプルに構成する
　演出要素 ＝ 時代の変化に見合った更新を重ねていく

　開業時においてこのような考えのもとにプランニングをし、定期的に環境更新（改装）を行うことによりつねに活気あるクリニックを維持していくことが可能となります。

◆持続可能な歯科医院

　このような考えのもとで改装を定期的に行い、進化を続け、患者さんやスタッフを飽きさせず、自分自身のモチベーションも維持していく。私はこのような医院を、「持続可能な歯科医院」と呼んでいます。時代の変化を柔軟に受け入れ、進化し続ける歯科医院。これはつねに第一線の歯科医院であり続けることを意味し、時代を生き抜く歯科医院であるといえるでしょう。

　●持続可能な歯科医院とは、
　　時代の変化を柔軟に受け入れ進化を続ける歯科医院

◉持続可能な歯科医院のモデルケース

　「持続可能な歯科医院」のモデルケースともいうべきクリニックを紹介します。このクリニックは、東京と神奈川で9医院を展開しているエムズ歯科クリニックの本院である「エムズ歯科クリニック東中野」です。エムズ歯科クリニック東中野は2003年に開業し、これまで30回以上のバージョンアップを行ってきました。

■ 2003 年	5 月	開業
■ 2004 年	8 月	院長室と医局を1室に変更
■ 2005 年	4 月	待合室床材をカーペットに変更
■ 2006 年	3 月	壁面看板を内照式に変更
■ 2006 年	10 月	診察室の床材をカーペットに変更
■ 2007 年	4 月	診察室パーテーションデザイン変更
■ 2009 年	2 月	受付カウンター拡張
■ 2009 年	4 月	特診室デザイン変更
■ 2010 年	3 月	ユニットシート張替え
■ 2011 年	10 月	洗口・患者トイレ・待合室変更
■ 2013 年	3 月	映像ケーブルデジタル化
■ 2014 年	2 月	消毒カウンター扉新調
■ 2015 年	7 月	エアコン交換
■ 2016 年	7 月	診察室・特診室模様替え
■ 2016 年	11 月	ユニット入換え・カウンセリングコーナー増設
■ 2017 年	5 月	消毒カウンター新調・洗浄機導入

▲エムズ歯科クリニック東中野におけるおもなバージョンアップの変遷

【エムズ歯科クリニック東中野における特診室のバージョンアップ】

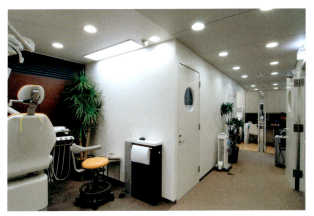

▲2003年

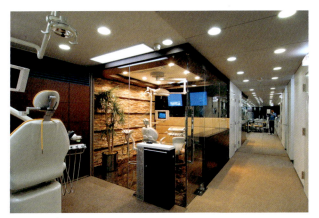

▲2009年

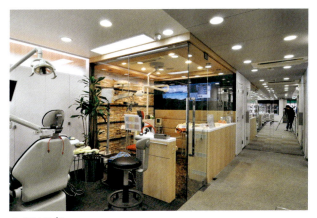

▲2016年

●バージョンアップとは?

　これまで述べてきたように、改装にとって最大のネックは休診といえます。これまで30回以上の改装を行ってきたエムズ歯科クリニック東中野は、1日も休診したことがありません。このように無休診で行う改装を定期的に実施することを、私は「バージョンアップ」と称しています。エムズ歯科クリニックの場合は、年間行事である社員旅行や社員研修のタイミングを利用して改装を行うため、先述の「イベント休診」のパターンで工事を実施しているため、実質的には無休診での改装となるわけです。

●改装は経営戦略のひとつ

　エムズ歯科クリニックの場合、改装は経営戦略の一環であり、荒井昌海理事長は「医院の内装も看板のひとつである」とおっしゃっています。経営戦略の一環としてとらえているため、日頃から売上の一定割合をバージョンアップの積立資金としてプールし、ある程度の資金が貯まったらその資金を予算とし「イベント休診工事」のパターンでバージョンアップを定期的に行います。そのため、みなさんがイメージしているような大々的な改装ではなく定期的な小規模改装であり、正しくバージョンアップという表現が適切といえるでしょう。この改装に関する資金を積立てるということは、分譲マンションにおける修繕積立と同じことなのです。

　重要なことは、このバージョンアップを定期的に繰り返すということです。荒井理事長がこのようにバージョンアップを繰り返す最大の理由は、「マンネリ化防止」とおっしゃいます。つまりそれは、変化させることにより歯科医院で働く歯科医師やスタッフのモチベーションを高め、診療に訪れる患者さんをつねに飽きさせないということに繋がります。

●改装はデザインを変えることだけではない

　改装というと視覚的イメージの変化が伴うケースと考えがちですが、必ずしもそうではありません。機能性を向上させるためのちょっとした改装や、直接目に触れることのない配管や配線などの設備的インフラの更新なども含まれます。たとえば、第1章で述べた物質の経年劣化への対応などです。エアコンや照明などは10年経過しても作動しますが、性能は低下していきます。故障してから直すのではなく、故障する前に未然に防ぐことが大切です。この考え方は、歯科医療における予防に通じる考えではないでしょうか。

【エムズ歯科クリニック東中野における診察室のバージョンアップ】

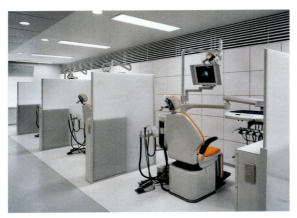
▲ 2003 年

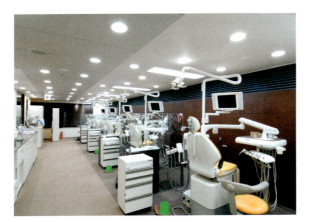
▲ 2007 年

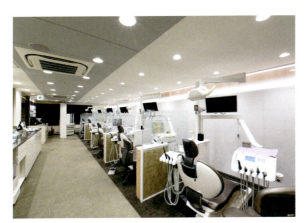
▲ 2017 年

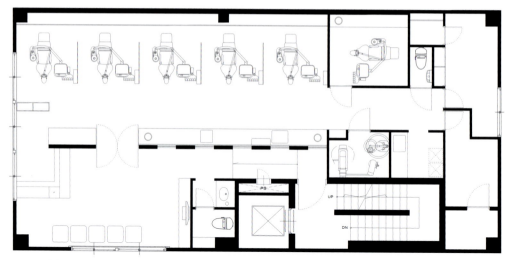

▲エムズ歯科クリニック東中野（2003年）

●2つの平面図が示すものとは？

　上図はエムズ歯科クリニック東中野の開業時（2003年）の平面図です。右頁の図は現在（2019年）の平面図です。この2つの平面図が物語ることがわかるでしょうか？

　先述のとおり、バージョンアップを重ねるごとに、院内は視覚的に変化してきました。これは前頁の画像を見ていただければあきらかです。しかし、この2つの平面図を見比べると、視覚的な変化の割に、ほとんど変化していないことがわかります。これは、空間構成要素の「基本要素」をほとんど変更していないことを示しています。変更したのは演出要素のみです。基本要素を不変的要素としてとらえ可能なかぎり変更させない。基本要素の変更は時間（工期）とお金（工事費）が伴うことは先述したとおりです。基本要素の大きな変更が伴う場合は、バージョンアップ、つまり無休診での改装は不可能といえるでしょう。

- ●演出要素を変更すると、視覚的な変化が可能
- ●基本要素は可能なかぎり変更しない

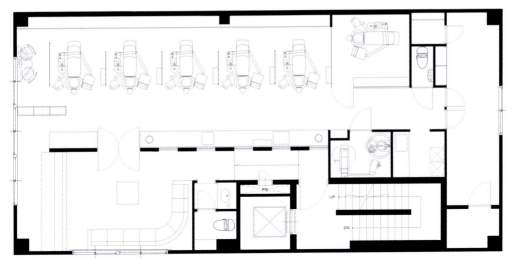

▲エムズ歯科クリニック東中野、現在の平面プラン（2019年）

●空間における不易流行を追求する

「不易流行」という言葉をご存じでしょうか？

俳人として知られる松尾芭蕉が唱えたといわれる、俳諧理念の言葉です。「不易」とは永遠に変わることのない伝統やしきたりを意味し、「流行」とはつねに新しさを求めて機敏に変化する様を意味しています。この言葉を用いて「経営」について語る経営者がたくさんいらっしゃいます。

私はこの「不易流行」の概念を、医院デザインに置き換えて追求しています。先述の空間構成における「基本要素」を「不易」、つまり変わることのない不変的要素として捉え、「演出要素」をつねに変化し続ける可変的要素、つまり「流行」と捉えます。そして、「基本要素」は不変的要素として開業時の平面プランにおいて徹底的にシンプルに構成し、可能なかぎり変更させないようにします。一方、「演出要素」は先述のとおり流行や経年劣化の影響を受けやすいため、可変的要素として時代の変化に見合った更新（変更）を重ねていきます。パソコンのOSをアップデート（更新）するように、空間をアップデートしていくのです。このように変化を続けることは、単なる「変化」ではなく「進化」であるといえます。

時代を生き抜く「持続可能な歯科医院」であるということは、空間における「不易流行」の追求であると確信しています。

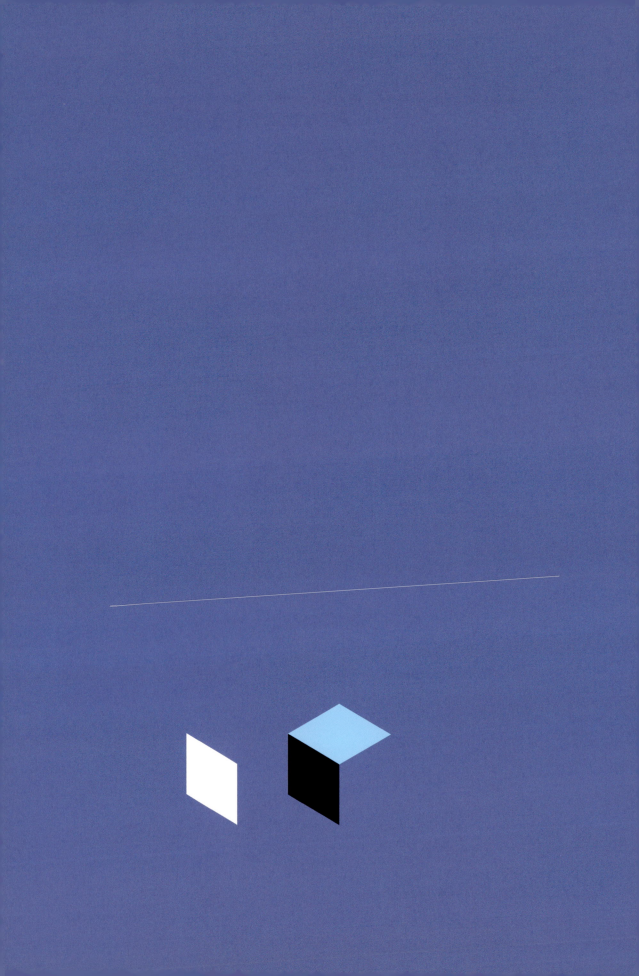

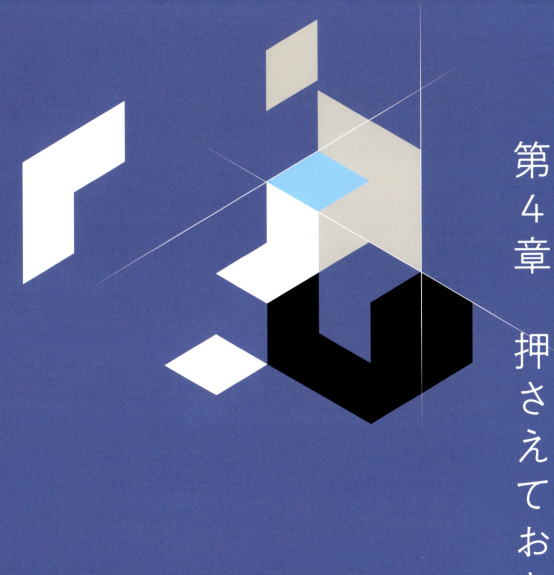

第4章 押さえておきたい内装の知識

◆改装の目的を明確にする

　改装は、「何のために行うのか？」という目的をはっきりさせることが大切です。

　設計の打ち合わせを進めていくと、夢が大きく膨らんでしまい、何のために改装を行うのかという、そもそもの目的を見失ってしまう方がいらっしゃいます。改装は理想的な診療環境を目指した未来への投資です。目的を明確にし、効果的に実施することが何よりも大切です。

　下に示すA、B2枚の画像は、ある時期に同時並行で進めていた異なる医院のデザインプロジェクトです。

　AとB、みなさんはどちらのデザインが好きですか？

　この質問の答えに正解はありません。

　AとBどちらが好きかというのは主観的判断であり、その答えは自由です。赤い服が好き、青が好き、黄色が好き、それは個人の自由ですよね。では、次のような質問の場合はいかがでしょうか？

　「もし、自分が小学校1年生の子どもの親だったとします。その子を歯科医院へ連れて行くとしたら、どちらの医院に連れて行きますか？」

　おそらく、多くの方がBと答えると思います。

　これはどういうことが言えるかというと、「デザインで患者のターゲティングができる」ということなのです。換言すれば、デザインによって、患者さんを選別することができるということになります。ですから、好き嫌いの主観だけではなく、医院のコンセプトやターゲット、地域性を踏まえたデザイン、つまり、スタイルをもった医院を作ることが大切なのです。

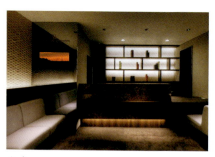
▲A

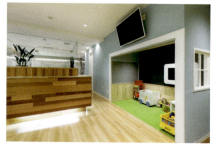
▲B

◆変える部分と変えない部分を明確にする

　改装はこれまでの過去を全否定し、まったく新しいものを創り出す行為ではありません。これまで培ってきたものを活かし、時代に見合った価値観に基づいて新しいテクノロジーを導入し、次の時代を見越した理想の診療環境を構築することです。診療方針を含めた大きなスタイルの変更が伴う場合以外は、これまで培ってきたものを活かしたいと考えるのが自然です。下に示すA、B2枚の画像は、「基本要素」を変えずに「演出要素」のみを変更し全面改装を行った医院です。平面プランや動線などに不満がない場合は、このように「基本要素」は変えずに現状のままとし、「演出要素」を変更するだけで医院の雰囲気を変更することが可能です。

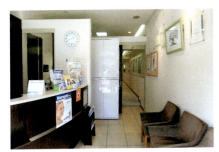
▲A

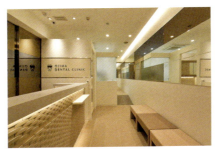
▲B

　ここで質問です。このAとBの医院が、内装デザイン以外はすべて同じ条件だとします。

Q1：同じ場所、同じ診療内容、同じ料金、同じ先生だとしたら、患者さんはどちらの医院に行くと思いますか？

Q2：同じ場所、同じ診療内容、同じ待遇、同じスタッフだとしたら、求職者はどちらの医院で働きたいと思うでしょうか？

　いかがでしょうか？　どちらの質問も、きれいなほうがいいですよね？
　このAとBの医院は、全面改装を行った医院のビフォーアフターの画像です。つまり、同じ歯科医院なのです。このように比較することで、デザインが患者やスタッフの獲得に影響することがわかるかと思います。
　Q1のような患者目線の内容を「外部マーケティング」、Q2のようなスタッフ目線の内容を「内部マーケティング」といいます。

◆改装するならどこ？　改装の優先順位

何となく院内が古くなってきたから改装したい。しかし、全面改装まではできないし、どこを改装するのがいいのだろう……。

こんな漠然とした想いを抱く方も多いと思います。これはまず目的が明確でない可能性が高いです。もう一度改装の目的を改めて考えてみましょう。

「そうは言ってもよくわからないよ……」という方は、下記に示す、私が考える改装の優先順位を参考にしてください。

●改装の優先順位

①患者ゾーン（待合室・患者用トイレ・洗口コーナー・受付など）

待合室や患者用トイレは、患者さんがメインの場所であり、医院を印象づける重要なゾーンといえます。治療の善し悪しが大前提ですが、受付や患者トイレで医院の印象や評価が大きく変わります。

②診療ゾーン（診察室・滅菌コーナーなど）

診療ゾーンはデザインも大切ですが、それよりも機能性が重要視される部分です。歯科医師やスタッフが快適に診療できることが、患者へのよい治療に繋がると考えられます。

③管理ゾーン（院長室・スタッフルームなど）

管理ゾーンは売上に直結する部分ではありませんが、昨今の人材確保が難しい状況から「内部マーケティング」として重要視する医院が増えています。患者さんを幸せにするためには、まず自分たちが幸せにならなければならないのです。

●受付は医院の顔

受付は医院の顔ともいえる部分です。受付スタッフの対応を含めて、受付のあり方は医院を印象づける重要な要素といえます。

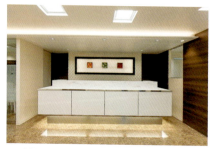
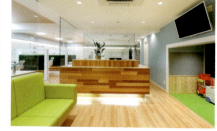

▲受付のデザインで医院の印象が変わる

● 「清潔」は「きれい」に直結しない

　トイレや手洗いなどの水廻りも、歯科医院を印象づける重要な要素です。清掃に不備がある汚れたトイレはマイナス印象を与え、二度と来院したくないと思うでしょう。下に示すA、B2枚の画像は、同じ医院の患者用トイレのビフォーアフターです。改装前もしっかりとした清掃がなされており、衛生的な観点からは「清潔」といえる状態でしたが、AとBを比較してみると、Bのほうがきれいな印象を受けると思います。

　「清潔」という意味では両方とも同じであっても、壁紙の変色などの劣化で「古い」という印象を受けてしまうからです。「清潔」な状態を保っていても、「古い」というだけで「きれい」な印象を受けることはありません。つまり、「清潔」は「きれい」に直結しないということが言えます。

　みなさんはAとBのどちらのトイレを選びますか？

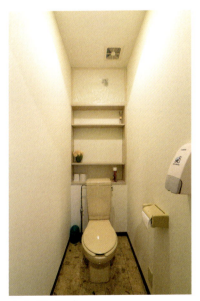

▲ A（Before）

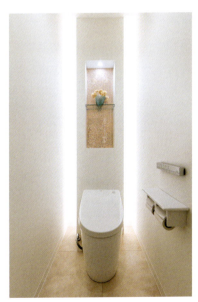

▲ B（After）

◆改装の頻度

　改装のお話をすると、「改装はどれくらいの頻度で行うものなのでしょうか？」といった質問をよくいただきます。その医院が置かれている状況、環境にもよりますので一概には言えませんが、私の結論としては「7年前後」と申し上げています。

　いくつかの根拠がありますが、現時点で私が納得している根拠を2つほど解説します。

●物理的要因（経年劣化）

　第1章で述べたように、時が経てば物質は劣化します。5年もすれば床や壁などの傷が気になりだし、黄ばみ、黒ずみ、剥がれなどが目立つようになってきます。いわゆる経年劣化です。

　では、メーカーが考える寿命はどれくらいなのでしょうか。下の表にまとめてみました。

　たとえば、壁紙（ビニールクロス）の寿命は10年とされていますが、各メーカーは3年周期で新商品を発表し、商品を更新していきます。当然のことながら、そのタイミングで廃番となってしまうものもあります。また、新商品は時代の需要を踏まえて開発された商品ですから、デザイン性に優れたものや従来品よりも性能がよいものが次々と登場します。

部位	仕様	寿命	開発周期
床	塩ビタイル	10 年	3 年
壁・天井	ビニールクロス	10 年	3 年
エアコン	パッケージ	15 年	2 年
照明器具	LED	10 年	1 年

▲素材の寿命と開発周期

また、業務用エアコンの寿命は15年といわれています。この15年とは、定期的にメインテナンスを行った場合の話です。エアコン自体も使用していれば部品が劣化します。しかし、定期的にしっかりとメインテナンスを行っている方は少ないため、現実的な寿命は7〜10年といわれています。また、部品の劣化とともに、エアコンとしての性能も落ちていきます。問題なく稼働しているようにみえても、性能は確実に落ちているのです。

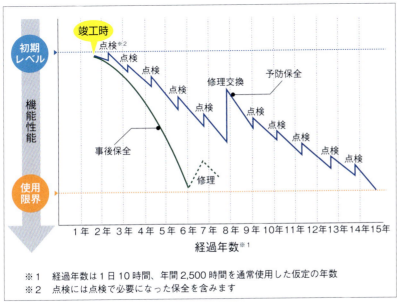

▲エアコンの経過年数による機能性能の推移（日本冷凍空調工業会：業務用エアコンを長く安心してお使いいただくために．2008より引用改変）

エアコン購入後の故障対応の目安は下記の通りです。

【1年未満】修理で済ませたほうがよい
通常のメーカー保証期間は1年といわれています。
【7年未満】修理と買替えの比較検討が理想
【9年以上】部品が製造中止になっている可能性も
エアコン補修用性能部品の保有期間は生産終了から9年間といわれており、修理を依頼しても部品がない可能性があります。
【15年以上】買替えのほうがお得になる可能性が高い
最新機種に買替えると年間の電気代が半額以下になることもあるそうです。

●生理的要因（人間の飽き）

　黒川伊保子氏と岡田耕一氏の共著『なぜ、人は7年で飽きるのか』（中経出版）によれば、人の脳には「一定の刺激に対し、7年で飽きる」という生理的な癖があるそうです。また、「飽きる」という行為は、人の脳の才能の一つとも書かかれています。このことを知り、連想したのが輸入車におけるフルモデルチェンジの周期です。

　輸入車というのは7〜8年周期でフルモデルチェンジされるのが一般的です。たとえばメルセデスベンツCクラスの場合、初代モデルが1993年に発売され2代目が2000年、3代目が2007年、4代目が2014年と7年周期でフルモデルチェンジがなされています。7年を1つの区切りとして最新のデザイン、最新の性能に生まれ変わり世の中に発表されているのです。

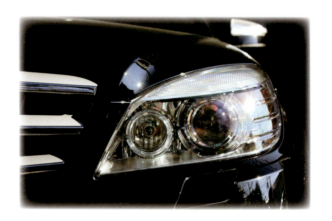

　以上これまで述べてきたように、「①物理的要因」と「②生理的要因」の2つを勘案すると、改装の周期をおおむね「7年前後」という私の意見に納得していただけるのではないでしょうか。

◆改装をするにはどれくらいの時間がかかるのか？

改装するにはどれくらいの時間（期間）がかかるのでしょうか？

これは当然のことながらプロジェクトによって内容が異なるため一概にはいえません。しかし、これまで沢山のクライアントの方々から改装の相談を受けてきた経験から共通していえることがあります。それは、クライアントのみなさんが思っている以上に時間がかかるということです。

単なる壁紙の貼り替えや床材の張り替え程度なら、2～3ヵ月の準備期間で可能ですが、しっかりとしたコンセプトをもって、未来を見据えた改装を行うには、それなりの時間を要します。ちょっとした一部の改装で3ヵ月、全面改装であれば少なくとも6ヵ月くらいの準備期間（調査・計画・設計）を考えておいたほうがよいです。拡張の手法が明確な場合は比較的スムーズに進みますが、全面改装、増床、移転など、手法の選択肢に迷いがある場合は、1年以上かかるケースもあります。また、改装の場合は「既存施設」という制約がありますので、施設の状況や、第3章で述べた竣工図や工事写真の有無などによってもスケジュールが左右されます。

●部分改装のスケジュール例

受付カウンターのみの改装を行った事例です。改装エリアや内容が明確だったためスムーズにまとめることができました。

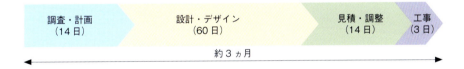

●全面改装のスケジュール例

当初は工事着工まで8ヵ月の予定でしたが、部分改装、全面改装、隣接区画増床、移転という基本方針の決定に時間がかかりました。また設計段階において工事を2回に分けて実施したとのご要望をいただき、工程計画の検討やクライアントの迷いもあり完成までに約1年11ヵ月かかりました。

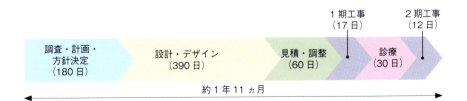

◆改装の依頼先を決定する

◉依頼先としての選択肢、「①設計・施工分離発注方式」と「②設計・施工一括発注方式」を理解する

　改装をする際、みなさんは誰に相談しますか？　仲よくしているディーラー、メーカー、税理士などでしょうか。最初の相談窓口が誰であれ、最終的には「①設計・施工分離発注方式」と「②設計・施工一括発注方式」のどちらかの会社へ依頼することになります。この2つの選択肢について、十分に理解し、依頼をすることが重要です。

◉押さえておきたい3つの立場

　この「①設計・施工分離発注方式」、「②設計・施工一括発注方式」を理解するうえで、押さえておきたい3つの立場があります。それが、「施主」・「設計者」・「施工者」です。

（1）施主

　工事を発注する方を意味し、歯科医師や医療法人などを指します。

（2）設計者

　設計、デザインをする立場の方を指し建築家やデザイナーなどのことであり、設計事務所やデザイン事務所を意味します。分離発注の設計者は施主と設計（デザイン）契約を結び、設計（デザイン）料を報酬としプロジェクトをまとめます。また、工事段階においては施主の代理人として現場に出向き設計図と工事内容の照合・確認を行います。この「第三者監理」のことを「設計監理」といいます。

（3）施工者

　工事を施工する方のことを指し建設会社や工務店、内装業者などを意味します。施主と工事請負契約を結び工事を完成させ報酬を得ます。工事施工中の主な業務となる「施工管理」は工事の時間と品質とコストの管理を行うことを意味します。一括発注の場合はこの施工会社をベースとし社内に設計者を抱えているケースがほとんどです。

【①設計・施工分離発注方式】

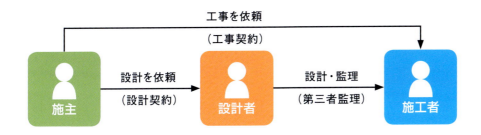

【②設計・施工一括発注方式】

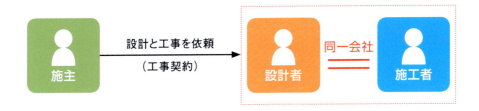

【メリット・デメリット】

	分離発注方式	一括発注方式
メリット	相見積りが可能 第三者監理が可能	工期短縮に有利 設計料が安価
デメリット	時間がかかる 設計料がかかる	相見積りが不可能 第三者監理が不可能

◆設計者（デザイナー）選定のポイント

デザイナーを起用して設計・施工を分離にて工事を発注する場合、最初に決定しなければならないのがデザイナーです。では、デザイナーを選定するにあたってのポイントは何でしょうか？　私が思うポイントをまとめてみます。

●絶対的なイメージがある場合

「こんな医院デザインにしたい！」という絶対的な強いイメージがある場合は、デザイナーのこれまでの医院デザインの実績を見て、自分のイメージに近いものがあるかを確認するのがよいと思います。もしイメージしている医院が見つかった場合、デザイナーに同じようなイメージやコンセプトでお願いするのがよいと思います。この場合はイメージ先行の考え方ですので、実際のデザインはデザイナーとしっかりと打ち合わせを重ねて、地域性やターゲットなども考慮しながらイメージを構築していくのがよいでしょう。どんなにクライアントが気に入ったデザインであっても、患者さんに受け入れられなければ自己満足で終わってしまいますので、注意が必要です。

●最終的には「人」

私はデザインはコミュニケーションであると思っています。クライアントの診療や医院に対する「想い」を「カタチ」にするのが、デザイナーの使命であると考えているからです。そのためには、クライアントとデザイナーとの円滑なコミュニケーションが重要になります。スムーズなコミュニケーションが成立しない場合は、お互いにやりにくいはずです。そのような状況では、クライアントが望む理想の診療環境は実現できません。お互いに人間ですから、相性の問題があるかと思います。

①フィーリングが合うか（価値観・感覚の相性）

デザインは感覚的な部分が多いため、フィーリングが合わない者同士がイメージの共有を図るのは非常に難しいと思います。限られた時間のなかで効率よくプロジェクトをまとめるためには、フィーリングが大切だと私は思います。打ち合わせがスムーズであれば、お互いに気持ちよくプロジェクトを進めることができ、結果的に満足する医院を創ることができると思います。

②パートナーとしての信頼

開業時のパートナーは、将来のブレイン作りだと私は思います。開業時に何度も打ち合わせを重ねたパートナーと長期的なお付き合いができることは、お互いにとってメリットが大きいと思います。開業時に「目先の得に惑わされずに未来の徳を見据える」ことが大切だと思います。そうすることにより、改装時の設計もスムーズにまとめることが可能になると思います。

◆施工者選定のポイント

　デザイナーと同様に、施工業者の選定も難しいと思います。私が考える施工業者選定のポイントをまとめてみました。

　基本的には、デザイナー選定と同様ですが、分離発注の場合は、デザイナーのアドバイスをもとに施工業者を選定するのがよいでしょう。相見積りを実施すると金額だけで判断しがちですが、デザイナーは金額以外の部分もしっかりと査定し施工業者を選定しますので、必ずアドバイスをもらいましょう。

◉こんな施工業者にはご注意

　残念ながらこれまで沢山の施工業者とのトラブルの相談を耳にしてきました。そのようななかで、私が考える注意すべき施工業者の特徴をまとめてみました。

①書類が手書き

　これだけパソコンが普及した現代においても、いまだに手書きの見積もりの会社がごく稀に存在します。このような施工業者は、工事もアナログ的な傾向があります。

②工程表がない

　工事がどのような手順で行われていくのかを示した工事のスケジュール表が、工程表です。綿密なスケジュールを組んでも、想定外のことが起こるのが一般的です。段取り八分という言葉があるとおり、しっかりとした工程表の存在が、スムーズな工事の第一歩となります。

③図面が描けない

　施工業者は図面を描かないと思っている方が多いでしょう。しっかりとした工事を行うには、「施工図」というものが必要です。施工図の有無によって、その施工業者の工事の質がある程度理解できます。

④専門用語が多い

　施工の業界においても、業界ならではの専門用語が多いです。専門用語をあまり使用せずに、一般の方にわかりやすい説明ができる施工業者は、良心的であるといえます。

⑤歯科の施工実績がない

　歯科の施工実績がない場合は、注意が必要です。では、「必ず歯科の施工実績がなければいけないか?」と問われれば、答えは「NO」です。むしろ私は歯科の施工実績のない業者でも、積極的に採用します。そのためにはしっかりとした「設計図」が必要です。しっかりとした「設計図」と、設計者による設計監理がなされれば、歯科の施工実績のない業者でも、歯科医院を創ることは可能です。しかし、、一括発注の場合は避けたほうがよいでしょう。とくに身内関係の施工業者に依頼する際は、注意をしてください。

◆改装にまつわるお金の話

◉コストがかかる改装とかからない改装とは?

　医院経営も事業である以上、コストを意識しなければなりません。では、医院を改装するためにはどれくらいのコストがかかるのでしょうか?

　もちろん、改装の内容によりさまざまです。たとえば、単に壁紙を貼り替える、床を張り替える程度でしたら、数十万円で可能な場合もあります。また、部分的な改装であっても、電気や給排水などの設備関連の工事がかかわってくると、コストはアップしていきます。全面改装ともなれば、新規開業に匹敵するコストが必要となります。

　下記にコストがかかる代表的な工事項目をまとめてみました。

◉コストがかかりやすい工事

①製作家具工事

　受付カウンターなどは通常の場合、製作家具工事です。クライアントである先生方の要望に基づき、デザインをした図面に基づき施工業者(製作家具会社)が製作をします。いわゆる完全オーダーとなるため、歯科医院を作るうえではコストのかかる項目となります。

②給排水工事

　歯科医院の場合、床上げをした床下に配管を行うのが一般的であるため、改装において給排水工事が伴う場合は、一度床を壊して配管工事を行う必要があり、コストアップになる傾向があります。この内容は視覚的イメージの変化が伴わないため地味ではありますが、コストへの影響が非常に大きな要素です。また、配管を変えなくても床の張り替えを行うためにユニットを取り外し、再設置するにも費用が発生しますので、注意が必要です。

③解体工事

　改装する際に解体工事が伴うか否かも、非常に大きな要素です。解体工事とは、既にあるものを壊して撤去する工事であり、引き算の工事です。ものを壊すためにお金と時間を費やし、新たに創るためにお金と時間を費やすため、二重のコストと時間を必要とします。

　このことを踏まえると、コストと時間を抑えるためには、可能なかぎり既存のものを活かすことがポイントであるといえます。しかし、既存のを再利用することにも限界があるのも事実です。内容によっては、解体工事を避けることはできないでしょう。

●個室と非個室の比較

歯科医院を創るうえでコストにかかわる代表的な内容に、「個室と非個室」が挙げられます。個室は、ユニットごとに診療室として仕切られた空間です。非個室とは、パーテーションなどによって簡易的に仕切られた診療室のことです。個室は部屋ごとに必要となる要素が多いため、コストアップとなる傾向があります。下記に個室と非個室について、内装の観点からまとめてみました。

	個室	非個室
壁	多い	少ない
建具	多い	少ない
空調設備	多い	少ない
防災設備	多い	少ない

▲「個室」と「非個室」のコストへの影響

【個室】
(メリット)
- プライバシーが確保できる
- 飛沫感染が防止できる

(デメリット)
- スタッフの連携が取りにくい
- コストがかかる(設備・機材・人材)

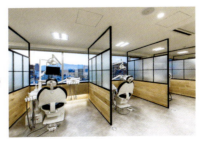

【非個室】
(メリット)
- スタッフの連携が取りやすい
- コストがかからない(設備・機材・人材)

(デメリット)
- プライバシーが確保しにくい
- 飛沫感染しやすい

上の表より、個室は非個室よりもコストがかかることがわかると思います。

◆モノづくりにおける比較三原則

　モノを作るには、「質」と「時間」と「費用」の３つの要素が必ず関係してきます。この３つの要素の関係性について、下図にまとめてみました。

　世の中は皆、「上質」なものを「短時間」で「安価」で手に入れたいと思う方がほとんどです。つまり「うまい」「早い」「安い」です。しかし、この３つをすべて満たすことは、非常に難しいと理解することが大切です。３つの要素の何を優先するかを明確にし、プロジェクトをまとめることがポイントであると思います。これは歯科治療にも共通しているのではないでしょうか？

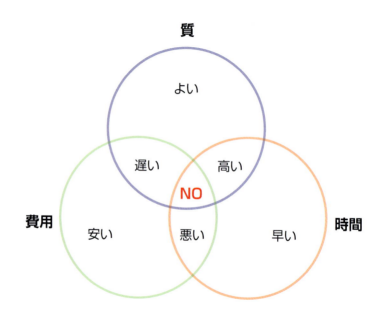

①よいものを早く作るには費用が必要
②よいものを安く作るには時間が必要
③短期間で費用を抑えて作ると悪いものとなる

　●よいものを時間と費用をかけずに作ることはできない
　●「よい」「早い」「安い」は存在しない
　●３つの要素の優先順位を明確にすることがポイント

◆あとがき

最後までお読みいただきありがとうございました。

はじめに執筆という機会をいただきました月刊デンタルダイヤモンド編集長の山口さん、勝手の分からない私に対してソフトにご対応いただきました、担当の田村さんには心から感謝申し上げます。

とにかく「分かりやすく」「シンプルに」を心掛けて構成や文章を考えたつもりですが、その想いが伝わっていたら嬉しく思います。

私たちデザイナーは、クライアントという存在がなければ歯科医院をデザインすることはできません。また、どんなに素晴らしいデザインの提案ができてもクライアントの理解がなければ実現することはできません。私たちが創り出す歯科医院は、デザイナーのものではなくクライアントのものです。私は「クライアントの想いをカタチにする」のがデザイナーの使命であると考えています。

このように一冊の本をまとめられる程の歯科医院を手掛けてこられたことは、これまでに出会ったクライアントの皆様のご理解があってこそだと改めて思う機会となりました。今回の執筆にご協力いただきましたクライアントの皆様の文章をいただいた際、嬉しさのあまり涙が込み上げてしまうことが多々ありました。改めて御礼申し上げさせていただくと共に、これからも全力でサポートさせていただくことをお約束いたします。

私にとって新しいクライアントとの出会いは新たな価値観との出会いです。その新たな価値観に触発され、自分自身の中からどのようなデザインの発想が生まれてくるのか。毎回楽しみで仕方がありません。
これからも沢山のクライアントの方々の「想い」と向き合い、その価値観に触発されながらクライアントの「想いをカタチにする」お手伝いができたら幸せに思います。

この本は2019年1月時点での私の考えです。私はこれからも成長を目指します。また何年後かに成長した私の考えをお伝えできる日が来れば嬉しく思います。

最後に、歯科業界をデザインという側面から支える道へのきっかけをくださった医療法人社団翔舞会　理事長　荒井昌海先生、これまで開業、改装、移転に関わらせていただいたすべてのクライアントの皆様には、この場を借りて深くお礼申し上げます。

2019年1月　雨谷祐之

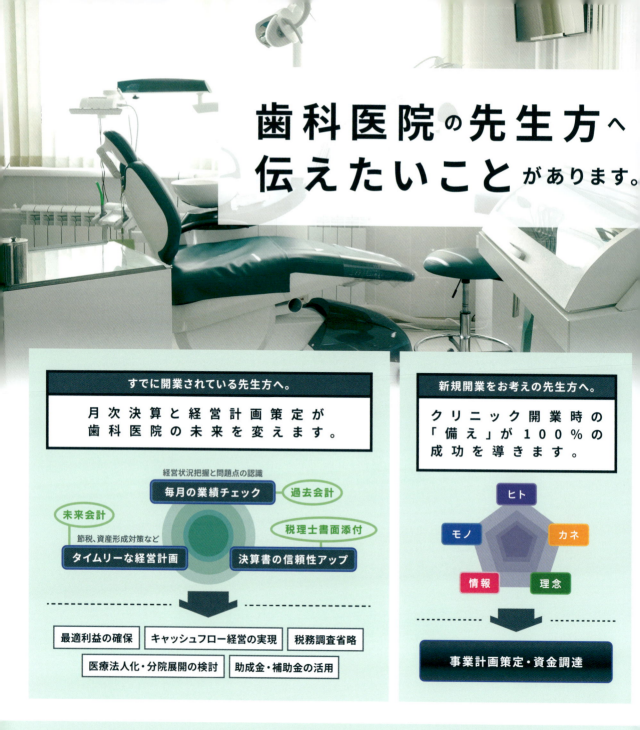

患者さん・クリニック・DHの自他共栄を目指して

+α
ひとり一人が目指す歯科衛生士に

株式会社プラスアルファ 代表取締役 黒川 綾

フリーランス契約にて衛生士業務
横浜歯科技術専門学校 特任講師
第二種滅菌技士
株式会社松風 DHコース講師
2001年　　　第一子出産
2007年　　　第二子出産
2010年　　　スタディグループ+α設立
2013年　　　株式会社プラスアルファ 設立
2015年3月　　臨床歯周病学会中部支部大会 教育講演
2018年10月　　第8回日本国際歯科大会にて講演
全国各地にてセミナー、講演活動
UIC,BORG,AAP,PRDなど海外研修参加

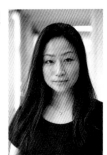

　戦後から今迄の歯科治療において不足していたもの、それは［予防］です。手先の器用さを持ち合わせた日本人歯科医師だからこそ出来た、誠実な治療。その治療結果が永続出来ず、繰り返しの処置になった理由は予防の欠如もあると考えます。

　歯科医院が多いとは言っても、未だ主訴を持って来院される方が8,9割とのデータもあり、実際に現場にいても実感しています。患者さんにとって歯科医院は未だ「痛くなったら行く所」なのです。その患者脳を変えて行く事が私たち衛生士に今求められている事だと思います。

　患者脳を変えて行くには「お掃除」では無く「基本治療」を行っていかなくてはなりません。その為に正常な歯や歯周組織、バイオフィルム、生体の反応はもちろん、咬合のメカニズムなどの学術とエビデンスを患者さんにアウトプットし、手技にて結果を出す事が必要不可欠です。更に自ら自費を選択して頂ける様に患者さんとの共通の認識を確立するパフォーマンスを体得することが患者さんはもちろん、クリニック、スタッフの自他共栄には欠かせないと考えます。

訪問型セミナー

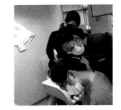

● 費用対効果の高いスタッフへ
代表が実際の臨床において結果を出し、日々ブラッシュアップしている基礎から確実な提案力のあるパフォーマンスまでの豊富なメニュー

● 各クリニックに合わせたプログラムを作成

● 基本治療習得コース3〜6回（単発あり）

検討会・勉強会の開催
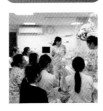

講演
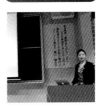

歯科医院での臨床
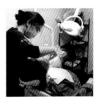

開業支援

多くのクリニックに関わった経験を生かした、院内整理からシステムの確立まで幅広くサポートします。

併設のスタディーグループ +α

『無理なく楽しく』
『"今さら聞けない"を"聞いたモン勝ち"へ』
をコンセプトに学び続ける事を目的としています

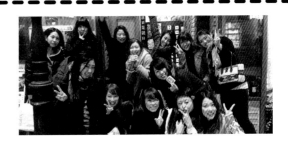

株式会社 プラスアルファ

〒151-0035 東京都渋谷区代々木5-38-8　TEL：080-4652-4625　MAIL：ayah.plus.arufa@gmail.com

これからの歯科医院経営は
予防健康歯科による"か強診"戦略

今、日本の国策は…？

- ☑ 予防医療の促進
- ☑ 全身管理の推進
- ☑ 在宅医療の強化
- ☑ 健康寿命の延伸
- ☑ 優秀人材の活用
- ☑ 組織の生産性向上

▼

健康歯科協会が提唱する ヘルスプロモーション3Cで解決！

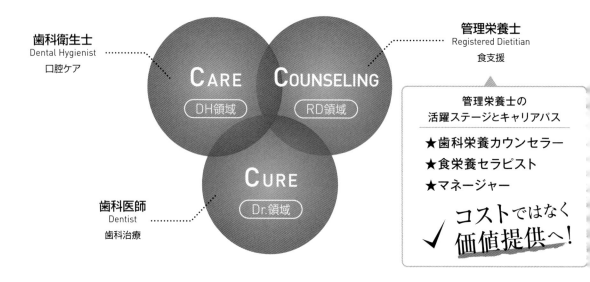

歯科衛生士 Dental Hygienist 口腔ケア
管理栄養士 Registered Dietitian 食支援
歯科医師 Dentist 歯科治療

- CARE (DH領域)
- COUNSELING (RD領域)
- CURE (Dr.領域)

管理栄養士の活躍ステージとキャリアパス
- ★歯科栄養カウンセラー
- ★食栄養セラピスト
- ★マネージャー

✓ コストではなく価値提供へ！

口腔を通じた全身の健康づくりのカギは<u>管理栄養士</u>です！

詳しくはこちら ➡ http://www.kenkoshika.org

――― 日本で唯一、歯科における管理栄養士の活躍を支援 ―――
一般社団法人 健康歯科協会

一般社団法人健康歯科協会 代表理事 歯学博士 岡本暁
〒164-0001 東京都中野区中野 4-10-1 中野セントラルパークイースト 1F ICTCO
TEL:03-6328-0753　MAIL:info@kenkoshika.org　URL:http://www.kenkoshika.org

私たちは新たな付加価値を創造し、
モノにもう一度 命を吹き込む会社です。

Make things regenerate.

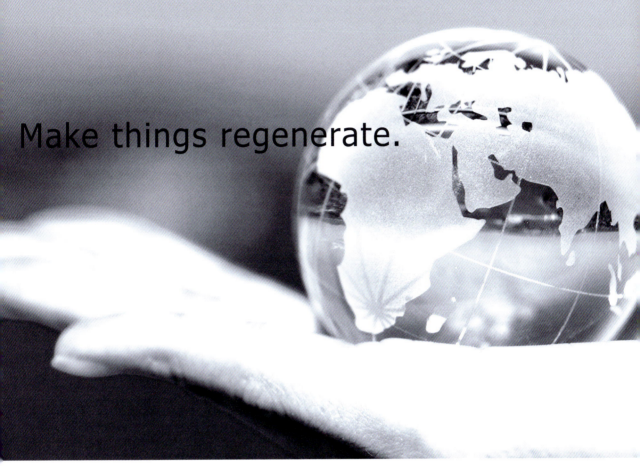

Recycle　リサイクル　　貴金属分析・精錬　　　　電子マニフェストシステム対応

Clean　　クリーン　　　産業廃棄物適正処理　　　実績報告書のサポート

Support　サポート　　　歯科研修会場 DHA　　　（一社）日本金地金流通協会 正会員

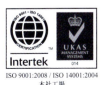

・ISO9001認証取得
・ISO14001認証取得
・JAPHICマーク認証取得
・LPPM認証取得

 相田化学工業株式会社
歯科営業部
〒183-0026　東京都府中市南町6-31-2
TEL：042-366-1201　FAX：042-366-3101
URL http://www.aida-j.jp

営業所／札幌、仙台、郡山、新潟、千葉、埼玉、東京、
　　　　神奈川、甲府、静岡、長野、名古屋、大阪、
　　　　広島、香川、福岡、鹿児島

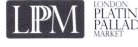

日本の歯科医院における教育に「Evidence」を。

2019年 第9期 レギュラーコース

9冊のテキストでマネージメントの最適化を加速させる

MID-Gレギュラーコースとは

歯科医院の運営に必要な「教育・学術・経営」
それらをいかにしてバランス良く成長させるかが、歯科医院教育を伸ばすポイントであると考えています。しかしながら、医院を経営しながら自力で全てを学ぶことはなかなか難しく、効率良く勉強できるような場所には限りがあります。
そこで、教育2種類、学術1種類、経営3種類のレギュラーコース用のテキストを用意し、いかにして医院を内部から強くしていけば良いのかを体系立てて学ぶことができます。セミナーを聞くだけではなく、自分で予習・復習をしたり、参考にして自分流にアレンジしたりといろいろな用途にお使いいただけます。

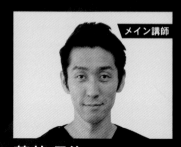

メイン講師
荒井 昌海 先生
医療法人社団 翔舞会
エムズ歯科クリニック理事長

スケジュールとテキスト

左記に加え、3種類の道徳マニュアル付

日程	タイトル	内容	
4/21(日)	マニュアルシステム	診療業務を標準化し、基準を明確化するマニュアルシステム	
10/27(日)	求人面接と各種広告	安定的な求人対応と、クリニックの方向性が決まる広告戦略	
	常識編	社会人として知っておくべき常識を、一般常識・歯科常識の2つに分けてスタッフ向けに作成。	
6/23(日)	スターシステム	スタッフが自ら考え動くことが出来るための仕組みとしての評価システムの提案	
12/15(日)	治療の情報提供と説明	誰もが実践できることを目指したシンプルなツールを用いた漏れの無い情報提供と説明	
	マナー編	組織に所属する上で必須のマナーを網羅。行儀や作法、言葉遣い、上司と部下の関係などを解説。	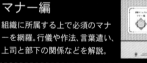
8/25(日)	就業規則と関連法令	就業規則を中心として、関連法令を含めた医院の経営に必要な法知識	
2020年 2/16(日)	財務分析と経理	経営数字の把握と対策から分析手法まで、また日々の経理業務を含めて俯瞰的に学ぶ	
	プロフェッショナルの流儀	職種関係なく、歯科のプロとしてとるべき行動・言動・考えをまとめた1冊。	

会場 MID-G品川セミナー室　東京都品川区北品川1-1-15北品川21ビル4階
時間 10:00～16:00(休憩1時間)
参加費 会員 600,000円(税抜)　勤務医 480,000円(税抜)　※非会員の方は別途入会金+年会費　※歯科医師のみ参加可能

理事紹介

和田 匡史 先生
医療法人 和田歯科医院 理事長

立浪 康晴 先生
医療法人社団 星陵会 たちなみ歯科口腔外科クリニック 理事長

武知 幸久 先生
医療法人社団 翔志会 たけち歯科クリニック 理事長

栗林 研治 先生
医療法人社団 栗林歯科医院 理事長

瓜生 和彦 先生
医療法人 将和会 理事長

最高顧問

荒井 昌海 先生
医療法人社団 翔舞会 エムズ歯科クリニック 理事長

参加申込書
※本申込書に必要事項をご記入の上、FAXにてご送付ください。

ふりがな 氏名 〒 -	医院名又は学校名	紹介者 又は 紹介賛助会員名
住所	電話　(　　)	E-mail:　　@

お問合わせ先 MID-G事務局　〒140-0001 東京都品川区北品川1-1-15北品川21ビル3F　📞03-6710-4183　✉mid@midg.jp　WEB www.midg.jp/

FAX 03-6710-4181

【キャンセルポリシー】お申し込み後のキャンセルについては、開催日の90日前までにご連絡ください。以降は、60日前までは受講料の50%、30日前までは受講料の70%、15日前までは受講料の90%、14日以内または開催日までご連絡のない場合は受講料の100%の違約金を申し受けますのでご了承ください。

日本の歯科医院における教育に「Evidence」を。

2019年 第9期 マニュアル作成コース

6冊のマニュアルで院内教育を安定させる

MID-Gマニュアル作成コースとは

歯科医院が標準化を目指すときには、必ず「就業規則」を中心とした「業務マニュアル」がなければなりません。しかし、ただ漠然と書こうとしても、何から書いて、どこまで書けばいいのか見当もつきません。当コースでは、ひな形を赤ペンでカスタマイズし、それぞれのクリニックに合う形にカスタマイズしていくサポートを行います。1年かけて、確実に自院のマニュアルを作成するコースです。

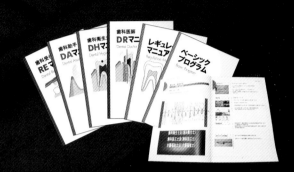

スケジュールとテキスト

試用期間マニュアル
5/26(日) マニュアルの目的と必要性、6冊のマニュアルを自院で作成し、完成させるための準備とノウハウの数々について解説。

就業規則
7/28(日) 就業規則作成のための知識。助成金申請方法とそれに対応した就業規則のポイントを解説。

DR / DAマニュアル
9/29(日) 新人ドクター育成のための治療工程表の活用。4 TCとPTPを用いた治療情報提供のノウハウ、TCの活用方法を解説

受付 / DHマニュアル
11/24(日) キャリアパスと評価制度の必要性について解説。MID-Gの評価制度（スター制度）についてその概要を学ぶことができます。

マニュアル運用・テスト作成
2020年 1/26(日) マニュアル運用の仕方を詳しく解説し、テストの必要性を理解します。また、新人教育における道徳教育の必要性とその方法ついて公開。

荒井Drによる質疑応答
2020年 3/15(日) いずれかの会場に、MID-G顧問の荒井が参加しております。質疑応答の時間を設けておりますので、疑問に思ったことを何でもご質問ください。

会場

東日本会場
MID-G 品川セミナー室
〒140-0001 東京都品川区北品川1-1-15 北品川21ビル4F

関西会場
第1回・第4回
TKP 新大阪ビジネスセンターカンファレンスルーム 3B
〒532-0011 大阪府大阪市淀川区西中島 5-13-9 新大阪MTビル1号館

第2回・第3回・第5回
デンツプライシロナ(株) 大阪支店
〒541-0057 大阪府大阪市中央区北久宝寺町 3-5-12 御堂筋本町アーバンビル7階

九州会場
京セラ(株)
〒812-0013 福岡市博多区博多駅東2-10-35 博多プライムイースト7F

時間 10:00～16:00（休憩1時間） **参加費** 会員 450,000円（税抜）
※非会員の方は別途入会金＋年会費
※1医院で2名まで参加可（正社員のみ）

理事紹介

  和田 匡史 先生
医療法人 和田歯科医院 理事長

 立浪 康晴 先生
医療法人社団 星陵会 たちなみ歯科口腔外科クリニック 理事長

 武知 幸久 先生
医療法人社団 翔志会 たけち歯科クリニック 理事長

 栗林 研治 先生
医療法人 栗林歯科医院 理事長

 瓜生 和彦 先生
医療法人 将和会 理事長

最高顧問 荒井 昌海 先生
医療法人社団 翔舞会 エムズ歯科クリニック 理事長

参加申込書
※本申込書に必要事項をご記入の上、FAXにてご送付ください。

※関西支部はただいまキャンセル待ちです
参加する支部　□関東　□関西　□九州

ふりがな / 氏名 / 〒

医院名又は学校名

紹介者 又は 紹介賛助会員名

住所 / 電話 / E-mail

お問合わせ先 MID-G事務局　〒140-0001 東京都品川区北品川1-1-15北品川21ビル3F　03-6710-4183　mid@midg.jp　WEB www.midg.jp

FAX 03-6710-4181

【キャンセルポリシー】お申し込み後のキャンセルについては、開催日の90日前までにご連絡ください。以降は、60日前までは受講料の50%、30日前までは受講料の70%、15日前までは受講料の90%、14日以内または開催日までご連絡のない場合は受講料の100%の違約金を申し受けますのでご了承ください。

日本の歯科医院における教育に「Evidence」を。　定員20名

2019年 第3期 事務局導入・育成コース

事務局員としての業務を学び、医院の運営を底から支える

コース内容・スケジュール

マニュアルシステム
4/24(水) マニュアルの目的と必要性を解説します。さらに、作成方法と"作りっぱなしにしないため"の運用方法についても詳しく学ぶことができます。

求人面接と各種広告
10/28(月) 昨今、大変厳しくなってきている求人・採用対策を中心に解説します。さらに、Web求人の大手グッピーズ担当者による求人の傾向と対策を大公開。

スターシステム
6/24(月) エムズ歯科の人事評価制度(スターシステム)を詳しく解説します。導入のポイント。医院でどのように運用を始めたらよいのかを詳しく学ぶことができます。

治療の情報提供と説明
12/16(月) 新人ドクター育成のための治療工程表の活用。4TCとPTP(パーフェクト・トリートメント・プランニング)を用いた治療情報提供と説明。TCの活用方法を解説。
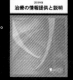

就業規則と関連法令
8/26(月) 就業規則作成のための知識。助成金申請方法とそれに対応した就業規則のポイントを解説。さらに、新人教育に必須の道徳教育の方法を学ぶことができます。

財務分析と経理
2020年 2/17(月) 財務諸表の見方と分析方法を森田と税理士が詳しく解説。財務と経理への理解が深まります。さらに、親子継承についてのノウハウも解説いたします。

複数の講師が徹底サポート

講師陣

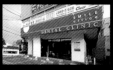
医療法人社団 スマイルオフィス
デンタルクリニック
川田 真也 さん

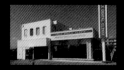
医療法人社団 アップル
歯科クリニック
三村 英生 さん

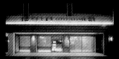
医療法人社団 翔志会
たけち歯科クリニック
茂木 麻由 さん

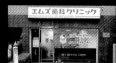
医療法人社団 翔舞会
エムズ歯科クリニック
森田 英明 さん

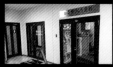
医療法人社団 一心会
山川 睦 さん

eラーニングを無料視聴
参加年度は、本来有料である経営コースのeラーニングを無料で視聴できます。これからの予習や、今まで学んだことの復習などにご活用いただけます。
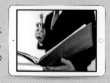

実際の資料を配布
エムズ歯科クリニックで実際に使っている資料をお渡しいたしますので、ご自身の医院に役立てていただけます。
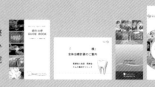

会場	MID-G品川セミナー室　東京都品川区北品川1-1-15北品川21ビル4階	時間	11:00〜18:00 (休憩1時間)

参加費	通常価格 600,000円 (税抜)
	特別価格 300,000円 (税抜) ◀◀◀ 2019年度レギュラーコース、マニュアル作成コースのどちらかを同時受講する医院様 限定価格
	オプション＋600,000円 (税抜) ◀◀◀ 1年間のコンサルティングをご希望の医院様のための別途オプション

お申し込みは右ページより

日本の歯科医院における教育に「Evidence」を。

▼ 本コースに参加された医院の声

原宿デンタルオフィス
山﨑 長郎 先生

近年「歯科医院はコンビニより多い」とも言われ、我々歯科医師を取り巻く現状は厳しいものとなっています。この現状を打開しようと、各歯科医院は独自性を見出す企業努力を行い、新患獲得に尽力していると思います。その結果、私の見る限り病院経営は「2極化」しているように見えます。私の時代は、時代背景も含め歯医者が恵まれた代といえます。しかしこれからの若い先生は治療技術・知識のみならず、経営のノウハウも学ばなければならない時代となってきています。

この事務局導入・育成コースでは、今までの学校教育では誰も教えてくれなかった「成功する」病院経営の基本が細部に渡り網羅されるコースです。実際の実務を行う事務員の方を対象としているので、より詳細でわかりやすい内容になっています。また、講師陣も同じ事務員の方なので、同じ目線で話していただけるのも非常に有益です。

医院規模の大小に関わらず、安定した病院経営を目指している先生の片腕として、事務員の育成は必須となると考えています。そのような先生にはぜひお薦めできるコースとなっています。

原宿デンタルオフィス
山﨑 治 先生

私が歯科医師になって20年弱が経とうとしている。卒後数年は医療技術・知識の習得に尽力を注ぎ、ある程度臨床もこなせるようになった。しかし、ある時から、治療技術の向上を目指すことと、経営状態の向上は必ずしも比例しないことに遅ればせながら気づいた。とはいえ漠然と何をしていいかわからず途方にくれていた。そんな中MID-Gのコースを勧められて事務局導入・育成コースを受講することになった。このコースはMID-GのDrを対象としたレギュラーコースの好評を受け新設されたもので、事務員や受付の方などを対象としたコースになっている。

Drコースを受けた先生から自院のスタッフに説明して実務を行ってもらうより、実際の作業するスタッフが直接聞いた方が二度手間にならなくて効率がいいと感じた。(もちろんDrは内容を把握してなければならないが) また、様々なノウハウを熟知している同じ事務局の先生からの講義なので非常に聴きやすく、実際の導入例のプレゼンなどもあり医院規模を問わず参考になった。講義の最後にはディスカッションもあり医院各々の問題も共有でき有意義な内容となっている。また、サポート制度がありアフターフォローもしっかりしているので、後日わからないことなども丁重にフォローしてもらえるので安心して受講できます。是非皆さんのスタッフに受講していただき、医院繁栄の基盤となる経営ノウハウを学んでいただければと思います。

土屋歯科クリニック&Works
土屋 賢司 先生

荒井先生はじめMID-G理事の先生は、以前に私が講師を務めたセミナーを受講され、その他にも意欲的に学会出席や海外研修にも参加されており、皆様大変勉強熱心でいらっしゃいます。

学術的知識や治療スキルの向上を目指したスタディーグループは多数ありますが、MID-G様の特徴は、「教育」「経営」「学術」という3本柱をコンセプトに様々なコースを設けている点です。「事務局導入・育成コース」は、歯科医院における事務スタッフを教育するための画期的なコースでしょう。

より効率的に医院を運営するために、事務スタッフに適切なアドバイスを受けさせたいと考えている先生は多いのではないでしょうか。そういった場合、事実歯科医師であり、臨床・経営・教育の経験とノウハウを持つ荒井先生が運営されているこのコースの受講は、どんな方からのアドバイスよりも説得力があり、かつ信頼できると私は思います。

医療法人社団 洛歯会
中田 光太郎 先生

京都市で開業している中田光太郎と申します。私が講演や海外出張でクリニックを不在になる事が多く、その間安心して任せるスタッフ育成や求人を強化したく、当クリニックの事務長をMID-G事務局コースに参加させて頂きました。マニュアル作成から求人、スタッフ教育、人事評価、経理、財務まで幅広く学べるセミナーだと感じております。なにより本人のモチベーションが大きく変わりましたし、事務長として何をすべきか、が見えるようになってきたように感じます。他には類を見ないコースとして、私と同じようなお考えの院長、理事長先生には是非お勧めします。当法人でもマニュアル導入や就業規則などをうまく活用し、法人全体をもっと活性化できればと考えております。

千葉歯科クリニック
千葉 豊和 先生

現在(2017年)当院は、本院が20年、12条が12年目、一番新しい2条が5年目を迎えドクター、衛生士、受付、技工士の人数も多くなり、全ての従業員に目を行き届かせることが難しくなってきました。

今までの風土や理念、医療従事者として、開業当初より一般歯科から難しい症例まで、常に最先端の技術習得を行い患者様一人一人のニーズに応えられる質の高い医療の提供に努め、地域医療に貢献するという信念を変えず医院運営を心掛けてきました。そのためには規則やマニュアルも重要と考え、今までも整備をしてきましたが、昨今の医院を取り巻く環境が変化していく中で改めて見直しをかけたいと思い、事務局コースを従業員に受講してもらいました。マニュアルの基礎から歯科医院に重点をおいた就業規則など、全従業員にとっても結果として非常に有益だったと思います。

マニュアルが全てではありませんが、組織を強く維持していくためには一度作って終わりということではなく常に環境変化に対応してアップデートをしていくことが必要であり、事務局コースは最新の情報を常に提供し続け、事務局という医院を支える柱が強くなるところに価値を感じております。

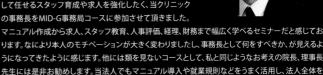

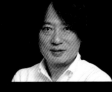

参加申込書

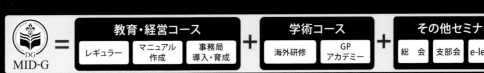

本申込書に必要事項をご記入の上、FAXにてご送付ください。

ふりがな
申込者氏名　　〒　　-
住所　　　　　電話　(　　)　　　　E-mail:　　　　@

ふりがな
参加者氏名　　　　　　　　　　　参加者のE-mail:　　　　@

お問合わせ先　MID-G事務局　〒140-0001 東京都品川区北品川1-1-15北品川21ビル3F　📞 03-6710-4183　✉ mid@midg.jp　🌐 www.midg.jp

FAX
03-6710-4181

【キャンセルポリシー】お申し込み後のキャンセルについては、開催日の90日前までにご連絡ください。以降は、60日前までは受講料の50%、30日前までは受講料の70%、15日前までは受講料の90%、14日以内または開催日までご連絡のない場合は受講料の100%の違約金を申し受けますのでご了承ください。

DENTAL DIAMOND 別冊

みんなで作ろう！歯科医院マニュアル
ぶれないスタッフ教育をめざして

好評発売中!!

【監修】MID-G
【編著】荒井昌海（東京都・エムズ歯科クリニック）

マニュアルは歯科医院経営の羅針盤！

マニュアルを活かした歯科医院づくりが注目されている。医院のルールが明文化されることで、日常業務が円滑に進み、院長は診療に集中できるようになる。また、テキストとして活用することで、効率的で質の高いスタッフ教育が実現する。多くの院長の頭を悩ます"組織づくり"への貢献度大なのだ。本書では、院内の意思統一から実際の作成手順、医院への落とし込み、更新の仕方に至るまで、マニュアルに関する一連の流れを網羅。また、全国の歯科医院における活用事例も多数紹介する。

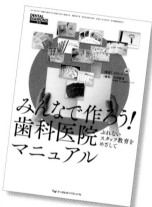

B5判／148頁／オールカラー／定価（本体4,200円＋税）

マニュアルを導入すれば、効率的なスタッフ教育が可能になります。

CONTENTS

- なぜ歯科医院にマニュアルが必要なのか　荒井昌海
- マニュアルにはどのような種類があるのか　荒井昌海
- 作成から定着までのステップアップガイド　荒井昌海
- 座談会 MID-G 理事が語るマニュアル作りのホンネ
  　荒井昌海／飯田吉郎／金平俊毅／佐藤弘樹／森岡千尋
- 全国のマニュアル活用事例 ～作る・活かす・成長する～
  ① マニュアル導入における組織再編と課題の解決　越前谷澄典
  ② 事務局が作成するマニュアルは、スタッフの教育・採用に効果大　青木一太
  ③ マニュアルの波及効果は教育・求人の強み・離職率の低下　古賀修一
  ④ マニュアルでスタッフが変わる！小規模医院での導入実例　川手秋馬
  ⑤ マニュアルがもたらす効果とその可能性への期待　松浦宏彰
  ⑥ 素人がプロになるために成長できる場を提供したい　栗林研治
  ⑦ 勤務医を育てる愛情とそれを支えるマニュアル　篠田智生
  ⑧ 苦労と工夫を繰り返す当院のマニュアル導入物語　和田匡史
  ⑨ マニュアル作りを楽しもう！作り方のノウハウを中心に　鈴木 温
  ⑩ マニュアルに基づいた人づくりと分院展開　吉見哲朗
  ⑪ 意識の「共有」と互いの「成長」をめざして　本田壮一郎
  ⑫ 成功と失敗を通してマニュアルから学んだこと　瓜生和彦

 株式会社デンタルダイヤモンド社

〒113-0033　東京都文京区本郷3-2-15 新興ビル
TEL 03-6801-5810(代) / FAX 03-6801-5009
URL : https://www.dental-diamond.co.jp/

歯科医院 増患プロジェクト

注文殺到!!

スタッフみんなで取り組む26の手法

[著] 根本和馬
アンリミテッド株式会社／医経統合実践会 主宰

四六判／216頁／定価（本体3,200円＋税）

『月刊デンタルダイヤモンド』2015年3月号〜2017年2月号に連載され、好評を博した「"医療＋経営"の増患プロジェクト」を単行本化。ノドから手が出るほど知りたい、いますぐ始められる26の増患方法を、「システム構築」、「インターネット」、「スタッフ」の3分野に分けて解説している。さらに、第一線で活躍する成功歯科医院の院長やスタッフと著者との対談を新たに収録。開業してまもない若手歯科医師や将来開業を考えている勤務医必読の、増患を実現する指南書。

目次（抜粋）

第1章　システムの構築は増患の第一歩
- キャンセルを減らそう！
- 治療中断の患者さんをフォローしよう！
- 定期的にイベントを開催しよう！
- 紹介システムを構築しよう！　ほか

第2章　ネットを制する者は増患を制す
- ホームページで結果は出ていますか？
- ＬＩＮＥ＠を始めよう！
- スマートフォンサイトを作ろう！　ほか

第3章　スタッフの力を引き出す
- 個人面談を実施しよう！
- スタッフの「考える力」を引き出そう！
- 採用を成功させよう！　ほか

対談
- 新進気鋭の歯科医師が送る
  「幹部スタッフ育成メソッド」
  折戸恵介氏
  （岐阜県・りお歯科クリニック院長）

- ホワイト企業大賞を獲得！
  ヨリタ流、働きやすい環境作りとは
  寄田幸司氏
  （大阪府・ヨリタ歯科クリニック院長）

- 院長必読!!
  スタッフの想い、本当にわかっていますか？
  島村　彩氏
  （神奈川県・みどりの森デンタルクリニック
  　歯科衛生士）

成功率120％　やれば、絶対に増患する！

 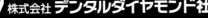 〒113-0033　東京都文京区本郷3-2-15 新興ビル
TEL 03-6801-5810(代) / FAX 03-6801-5009
URL : https://www.dental-diamond.co.jp/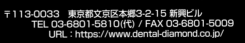

●著者プロフィール

雨谷祐之（あまがい　ひろゆき）

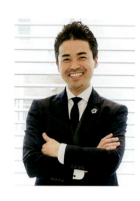

1971年　茨城県生まれ
2003年　スタイル・エイチ・デザインワークス設立
2015年　歯科医院デザインアワード2015 編集長賞受賞

■ スタイル・エイチ・デザインワークス
〒152-0001
東京都目黒区中央町 2-38-15 五洋ビル 2F
TEL：03-6451-2107
http://www.style-h.jp/
E-mail：info@style-h.jp

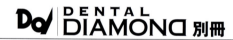

歯科医院改装メソッド
理想的な診療空間実現のためのブレイクスルー

発　行　日──2019年1月1日　通巻第644号
著　　　者──雨谷祐之
発　行　人──濱野 優
発　行　所──株式会社デンタルダイヤモンド社
　　　　　　〒113-0033
　　　　　　東京都文京区本郷 3-2-15 新興ビル
　　　　　　TEL　03-6801-5810（代）
　　　　　　https://www.dental-diamond.co.jp/
　　　　　　振替口座　00160-3-10768
印　刷　所──能登印刷株式会社

・本書の複製権・翻訳権・上映権・譲渡権・公衆送信権（送信可能化権を含む）は㈱デンタルダイヤモンド社が保有します。
・〈JCOPY〉㈳出版者著作権管理機構　委託出版物〉
　本書の無断複写は著作権法上での例外を除き禁じられています。複写される場合は、そのつど事前に、㈳出版者著作権管理機構（電話 03-3513-6969、FAX 03-3513-6979、e-mail：info@jcopy.or.jp）の許諾を得てください。